H. Thermann ■ Neue Techniken Fußchirurgie

H. Thermann

Neue Techniken
FUSSCHIRURGIE

Mit 183 vierfarbigen Abbildungen

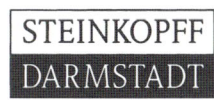

Prof. Dr. med. Hajo Thermann
Zentrum für Knie- und Fußchirurgie
Sporttraumatologie
ATOS-Klinik Heidelberg
Bismarckplatz 9–15
69115 Heidelberg

ISBN 3-7985-1434-8 Steinkopff Verlag Darmstadt

Bibliografische Information Der Deutschen Bibliothek
Die Deutsche Bibliothek verzeichnet diese Publikation in der Deutschen Nationalbibliografie;
detaillierte bibliografische Daten sind im Internet über <http://dnb.ddb.de> abrufbar.

Dieses Werk ist urheberrechtlich geschützt. Die dadurch begründeten Rechte, insbesondere die der Übersetzung, des Nachdrucks, des Vortrags, der Entnahme von Abbildungen und Tabellen, der Funksendung, der Mikroverfilmung oder der Vervielfältigung auf anderen Wegen und der Speicherung in Datenverarbeitungsanlagen, bleiben, auch bei nur auszugsweiser Verwertung, vorbehalten. Eine Vervielfältigung dieses Werkes oder von Teilen dieses Werkes ist auch im Einzelfall nur in den Grenzen der gesetzlichen Bestimmungen des Urheberrechtsgesetzes der Bundesrepublik Deutschland vom 9. September 1965 in der jeweils geltenden Fassung zulässig. Sie ist grundsätzlich vergütungspflichtig. Zuwiderhandlungen unterliegen den Strafbestimmungen des Urheberrechtsgesetzes.
Steinkopff Verlag Darmstadt
ein Unternehmen von Springer Science+Business Media

www.steinkopff.springer.de

© Steinkopff Verlag Darmstadt 2004
Printed in Germany

Die Wiedergabe von Gebrauchsnamen, Handelsnamen, Warenbezeichnungen usw. in diesem Werk berechtigt auch ohne besondere Kennzeichnung nicht zu der Annahme, dass solche Namen im Sinne der Warenzeichen- und Markenschutz-Gesetzgebung als frei zu betrachten wären und daher von jedermann benutzt werden dürften.

Produkthaftung: Für Angaben über Dosierungsanweisungen und Applikationsformen kann vom Verlag keine Gewähr übernommen werden. Derartige Angaben müssen vom jeweiligen Anwender im Einzelfall anhand anderer Literaturstellen auf ihre Richtigkeit überprüft werden.

Herstellung: Klemens Schwind
Zeichnungen: Rose Baumann, Schriesheim
Umschlaggestaltung: Erich Kirchner, Heidelberg
Satz: K+V Fotosatz GmbH, Beerfelden
Druck und Bindung: Universitätsdruckerei Stürtz AG, Würzburg

SPIN 10912027   105/7231-5 4 3 2 1 0 – Gedruckt auf säurefreiem Papier

Für Annette, Mariko und Yannick

Vorwort

Nach jahrzehntelangem Dornröschenschlaf hat in den letzten 5 Jahren besonders die orthopädische Chirurgie des Fußes erheblich an Bedeutung gewonnen. Hierfür zeigten sich vor allem die Entwicklung neuer Implantate und die Verbreitung neuer Techniken, in Kombination mit einer Vielzahl von Kursen und Workshops in der chirurgischen/orthopädischen Ländergemeinde, verantwortlich.

Ein Indiz für die besondere Bedeutung der Fußchirurgie ist das Erscheinen der Sach- und Lehrbücher, sowie die neue Überarbeitung und Herausgabe von bereits seit Jahrzehnten bestehenden Standardwerken, welche gerade in den letzten Jahren im Fußbereich ein bisher nicht da gewesenes Ausmaß erreichte.

Als häufiger Koautor großer Volumina werden Herausgebervorgaben gemacht, die in der Zielsetzung strukturierte Abhandlungen orthopädischer Fußprobleme beinhaltet. Die Problematik derartiger Bücher begründet sich in zwei Aspekten. Einerseits ist aufgrund der langen Herstellungszeiten einzelner Kapitel die Aktualität einem kurzen Verfallsdatum unterlegen. Andererseits kann bei speziellen Problemen, besonders im handwerklich-technischen Bereich, weder der speziellen Handschrift des Autors, noch dem Ausmaß der Darstellung genügend Rechnung getragen werden.

Das vorliegende Buch „Neue Techniken Fußchirurgie" definiert schon im Titel die Zielsetzung des Autors und des Verlages. Es sollen neue chirurgische Techniken dargestellt werden, unter spezieller Berücksichtigung von Erfahrungen und Ansichtsweisen des Autors bei der Durchführung der Techniken. Dieses Buch kann daher nicht eine systematische Abhandlung verschiedener Kapitel der Fußchirurgie sein, sondern es wirft Schlaglichter, die den Präferenzen des Autors bezüglich Aktualität als auch technischer substantieller Darlegung entsprechen.

Die zweite Zielsetzung besteht darin, nicht nur technische Schritte zu erläutern, sondern auch das Konzept im Hinblick auf Indikationen und Nachbehandlung transparent zu machen. Praktisch tätige orthopädische Chirurgen sollen das Buch in ihrer täglichen Arbeit nutzen können.

Das Buch „Neue Techniken Fußchirurgie" soll kein „Katechismus" sein, sondern ein Diskussionsvorschlag, der zur Kommunikation auffordert, was sich in zukünftigen Auflagen wiederspiegeln kann. Bei der Durchsicht der einzelnen Kapitel fällt beispielsweise das Achillessehnenkapitel als eine relativ kompakte Einheit auf. Nach eigener Ansicht wird dieses vielleicht über einen längeren Zeitraum Bestand haben. Demgegenüber stehen Kapitel, wie die Arthroskopie der Sprunggelenke und des Fußes oder auch die Endoprothetik des oberen Sprunggelenkes, die im Hinblick auf technische Weiterentwicklungen ein großes Potential aufregender Neuerungen und Entfaltungsmöglichkeiten in sich bergen und daher mit einer ständigen Weiterentwicklung zu rechnen ist.

Es ist die Intention des Verlages und des Autors, dem Buch ein Format zu geben, das in punkto Aktualität und Substanz das Prädikat „Neu" verdient, und vom Leser und Anwender als solches empfunden wird.

Mein besonderer Dank gilt dem Steinkopff Verlag und hier besonders Frau Dr. Volkert, die in einer, aus meiner Erfahrung einmaligen Schnelligkeit bei unverminderter Qualität und Präzision dieses Buch vom Konzept bis zur vorliegenden Endfassung ermöglicht hat.

Ein weiterer Dank gilt Frau Baumann, die durch die Qualität Ihrer Zeichnungen und ihres künstlerischen Formates meine gedankliche Vorstellung realisieren konnte.

Ein besonderer Dank gilt meinem Freund und „Achillessehnenlehrer" Bernhard Segesser, der sich bereit erklärt hat, bei der Darstellung seiner speziellen Achillessehnennahttechnik mitzuwirken, sodass diese technisch sehr anspruchsvolle Methode im Sinne des Autors dargestellt wurde.

Heidelberg, im Frühjahr 2004 　　　　　　　　　　　　　　　　HAJO THERMANN

Inhaltsverzeichnis

1 Eingriffe an der Achillessehne 1

Allgemeine Bemerkungen 1
Operatives Set-up 1
Lagerung 1
Indikation 1
Spezielle Patientenaufklärung 1
Kontraindikation 1
Nachbehandlung 1

Frische Ruptur 2
Perkutane Naht 2
Klöppeltechnik (nach Segesser) 6

Reruptur 10

Chronische Rupturen 15
Zweizipfeltechnik 15
Flexor-hallucis-longus-Transfer 22

Verkürzungstenotomie bei Achillessehnenverlängerung 28
Indikation 28
Kontraindikation 28
Nachbehandlung 28
Technik 28

Achillessehnentendinosis 33
Indikation 33
Kontraindikation 33
Nachbehandlung 33
Technik 33

2 Arthroskopie: Oberes Sprunggelenk 37

Allgemeine Bemerkungen 37
Operatives Set-up 37
Lagerung 37
Mikrofrakturierung – Knorpelstimulierende Operationen 37

Operationsprinzip 37
Indikation 37
Kontraindikation 37
Spezielle Patientenaufklärung 38
Operationstechnik 38
Nachbehandlung 39

Osteochondrosis dissecans 39
Technik 39
Debridement 41
Mikrofrakturierung 42

Anteriores Impingement 43
Operatives Set-up 43
Indikation 43
Kontraindikation 43
Spezielle Patientenaufklärung 43
Nachbehandlung 43
Technik 44

3 Arthroskopie: Unteres Sprunggelenk 45

Allgemeine Bemerkungen 45
Operatives Set-up 45
Operationsprinzip bei Arthrolyse und Mikrofrakturierung 45
Indikation 45
Kontraindikation 45
Spezielle Patientenaufklärung 46
Nachbehandlung 46

Mikrofrakturierung bei osteochondralen Läsionen 46
Technik 46

4 Eingriffe am Metatarsophalangealgelenk 51

Allgemeine Bemerkungen 51
Operatives Set-up 51
Operationsprinzip 51
Indikation 51
Kontraindikation 51
Spezielle Patientenaufklärung 51
Nachbehandlung 52

Hallux rigidus 52
Offene Technik 52
Arthroskopische Technik 59

5 Arthroskopische Kalkaneoplastik ... 63

Allgemeine Bemerkungen ... 63
Operatives Set-up ... 63
Lagerung ... 63
Indikation ... 63
Spezielle Patientenaufklärung ... 63
Kontraindikation ... 63
Nachbehandlung ... 63

Arthroskopische Kalkaneoplastik ... 64
Technik ... 64

6 Eingriffe bei Rückfußfehlstellungen ... 69

Allgemeine Bemerkungen ... 69
Operatives Set-up ... 69
Lagerung ... 69
Indikation ... 69
Kontraindikation ... 69
Spezielle Patientenaufklärung ... 69
Nachbehandlung ... 70

Valgisierend und varisierende Osteotomie ... 71
Technik ... 71

Rotations-wedge-Osteotomie ... 76
Technik ... 76

7 Sehnentransfer bei Pes plano valgus ... 85

Allgemeine Bemerkungen ... 85
Operatives Set-up ... 85
Indikation ... 85
Kontraindikation ... 85
Spezielle Patientenaufklärung ... 85

„Split Tibialis anterior"-Sehnentransfer ... 86
Technik ... 86

8 Vorfußchirurgie ... 93

Allgemeine Bemerkungen ... 93
Operatives Set-up ... 93
Lagerung ... 93

Patientenaufklärung	93
Nachbehandlung	93
Besonderes Nachbehandlungsschema	94

Scarf-Osteotomie … 94
Indikation … 94
Kontraindikation … 94
Technik … 94

Akins-Osteotomie … 99
Indikation … 99
Technik … 99

Modifizierte Ludloff-Osteotomie … 101
Indikation … 101
Technik … 101

Modifizierte Weil-Osteotomie … 105
Indikation … 105
Kontraindikation … 105
Technik … 105

PIP-Arthrodese und Flexor-digitorum-longus-Transfer … 108
Indikation … 108
Kontraindikation … 108
Technik … 108

9 Endoprothetik: Oberes Sprunggelenk … 113

Allgemeine Bemerkungen … 113
Lagerung … 113
Intraoperatives Management … 113
Nachbehandlung … 113

Techniken … 114
Zugang … 114
Osteophytenresektion … 116
Weichteilbalancing … 118
Nachbehandlung … 122

10 Nachbehandlungsschemata … 123

Sachverzeichnis … 137

1 Eingriffe an der Achillessehne

Allgemeine Bemerkungen

Operatives Set-up

Die Operation kann optional in Blutsperre durchgeführt werden. Anästhesie entsprechend den Wünschen des Patienten, doch sollte man bedenken, dass eine Bauchlagerung in Regionalanästhesie für adipöse Patienten sehr anstrengend ist. Bei Patienten mit obstruktiver Lungenerkrankung ist die operative Versorgung in Seitenlage möglich.

Lagerung

Standard Bauchlagerung mit Unterpolsterung des nicht verletzen Beines im Bereich des N. peronaeus, die Beine hängen leicht über dem Operationstisch, das nicht operierte Bein wird leicht abgesenkt. Im Bereich des OP-Feldes sollte bei entsprechender Behaarung rasiert werden. Präoperative Antibiotikaprophylaxe mit Cephlosporin der 3. Generation. Perioperativ Thromboseprophylaxe mit niedermolekularen Heparininjektionen bei Narkoseeinleitung. Operationsprinzip ist die minimalinvasive Adaptation der Achillessehnenstümpfe ohne traumatisierenden Zugang.

Indikation

Bei allen Achillessehnenrupturen, bei denen auf Wunsch der Patienten oder aufgrund der Präferenzen der Operateure eine konservative Behandlung nicht gewünscht wird oder möglich erscheint. Bei nicht kompletter Adaptation in der dynamischen sonographischen Untersuchung in Plantarflexion, bei Patienten mit kontinuierlicher Kortison- und Immunsuppressionseinnahme (konservativ; schlechte Regeneratbildung).

Spezielle Patientenaufklärung

Weiterbehandlung im Variostabil-Therapieschuh. Bedingung für eine komplikationslose Sehneneinheilung ist das Verbleiben in der Plantarflexion (Waschen der Füße!), um keinen Stress auf die Achillessehne zu ermöglichen. Volle Belastung im Therapieschuh nach Erreichen der Schmerzfreiheit. Das Rehabilitationsprogramm beginnt nach Beenden der Behandlung im Schuh. Erreichen einer wettkampffesten Stabilität der Sehne und entsprechender muskulärer „Performance" frühestens nach 5–6 Monaten. Die vollständige Kompensation der Muskelatrophie dauert in etwa 9–12 Monate.

Kontraindikation

Veraltete Rupturen, die in der sonographischen Kontrolle keine Adaptation der Sehnenstümpfe, bzw. fixierte Narbenbildungen zeigen (hier erfolgt die 2-Zipfeltechnik). Defektsituationen nach übersehenen Achillessehnen- oder nicht verheilten Achillessehnenrupturen.

Nachbehandlung

Postoperativ Gipsschale dorsal oder plantar, gut gepolstert (diese Schale kann auch als Nachtschiene benutzt werden). Am 2. postoperativen Tag Anlegen des Variostabil-Therapieschuhs, kurzfristiges Krankengymnastikprogramm mit 1–2mal Gangschulung. (Im Übrigen verweisen wir auf das Nachbehandlungsprogramm im Anhang.) Diclofenac oder ähnliche Substanzen, NSAID z. B. (Ibuprofen, Diclofenac für 3–5 Tage). In der Frühphase häufig Bein hochlagern und eventuell Schuh etwas lockern, da Schwellungen auftreten können. Fädenentfernung nach 7–10 Tagen.

Frische Ruptur

Perkutane Naht

Technik

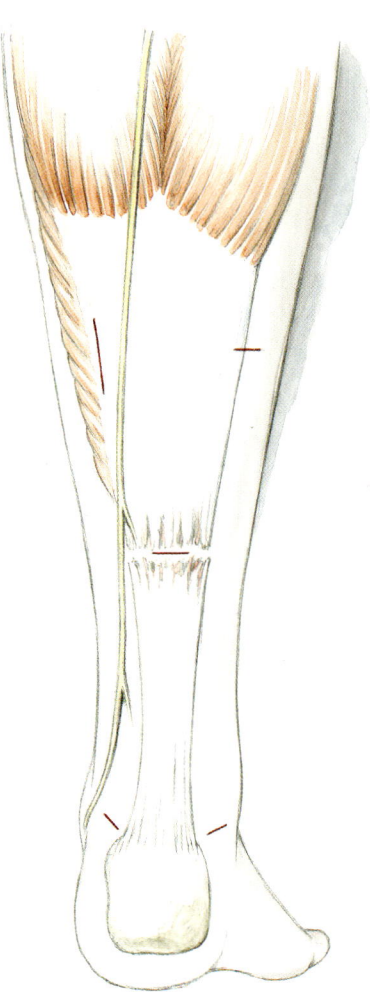

Abb. 1. Es werden Stichinzisionen im Bereich des proximalen Sehnenanteils medial und lateral sowie longitudinaler Hautschnitt zur Exploration des Nervus suralis im Bereich der tastbaren Delle und etwas oberhalb der Kalkaneusinsertion der Achillessehne durchgeführt.

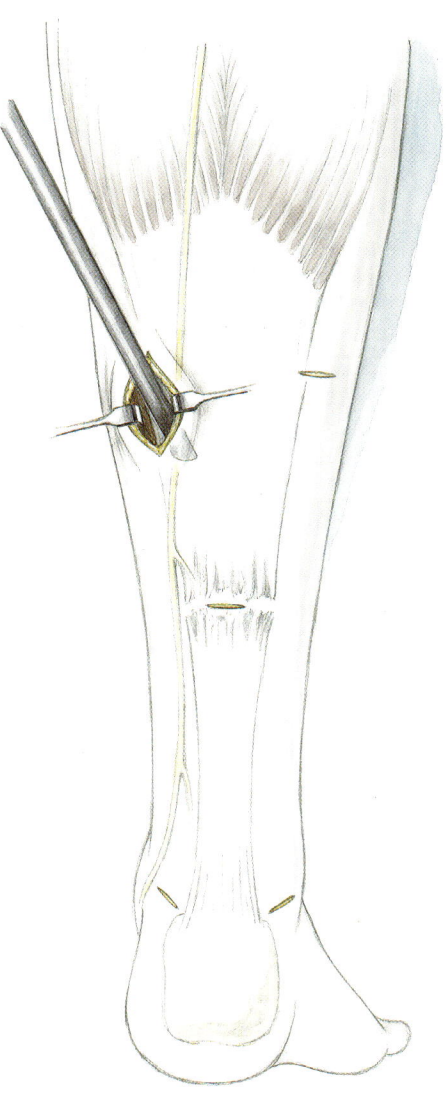

Abb. 2. Exploration des Stumpfes im Epifaszialbereich zur Darstellung des Nervus suralis. Endoskopische Darstellung des N. suralis mit 2,7 mm o. 3,5 mm Arthroskop. Endoskopisch assistierte Naht im proximalen, lateralen Bereich.

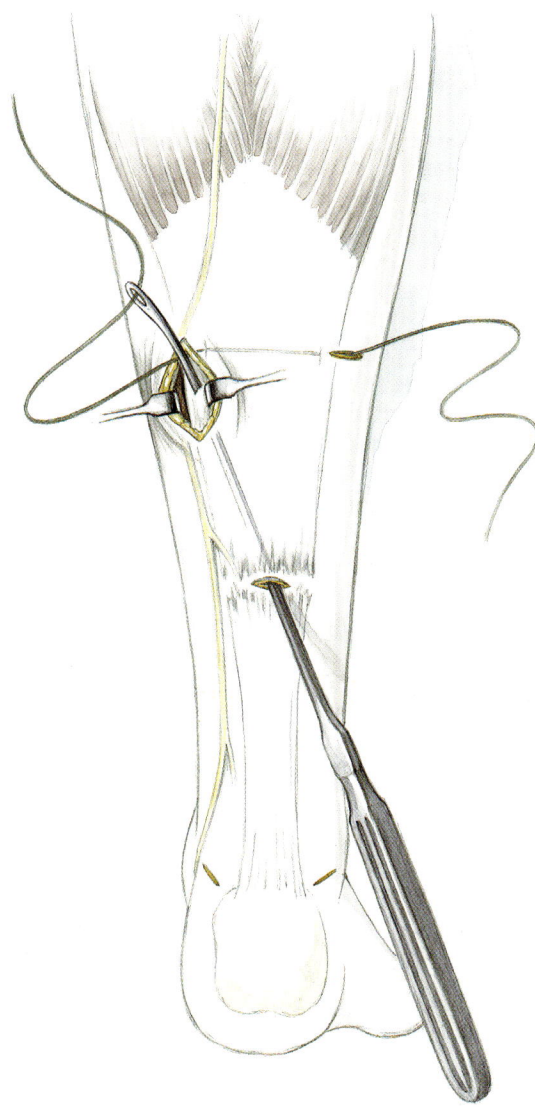

Abb. 3. Lateral zuerst Durchziehen der 1,3 mm PDS Kordel von medial nach lateral unter Schonung des Nervens. Dieser wird mit einem kleinen Hohmann-Retraktor zurückgehalten.

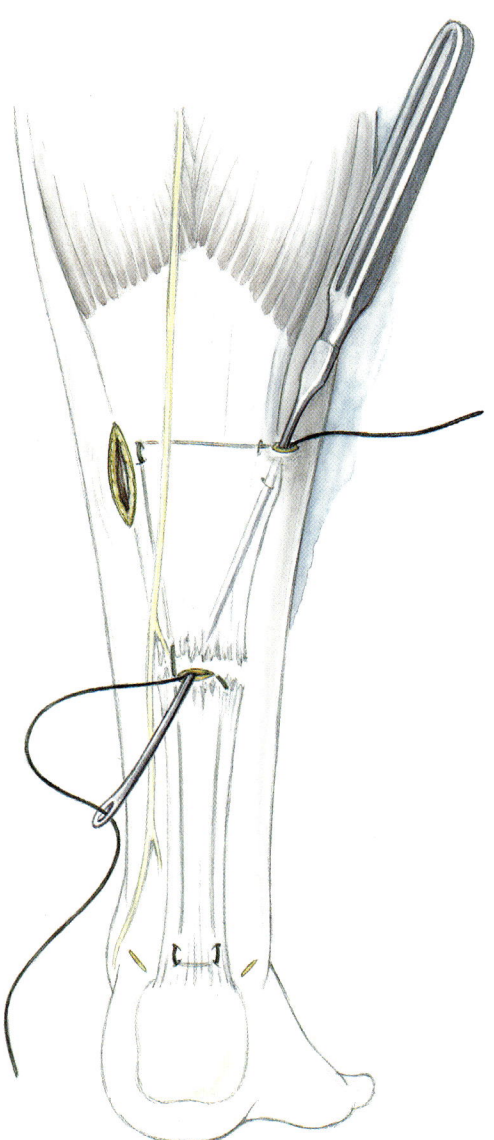 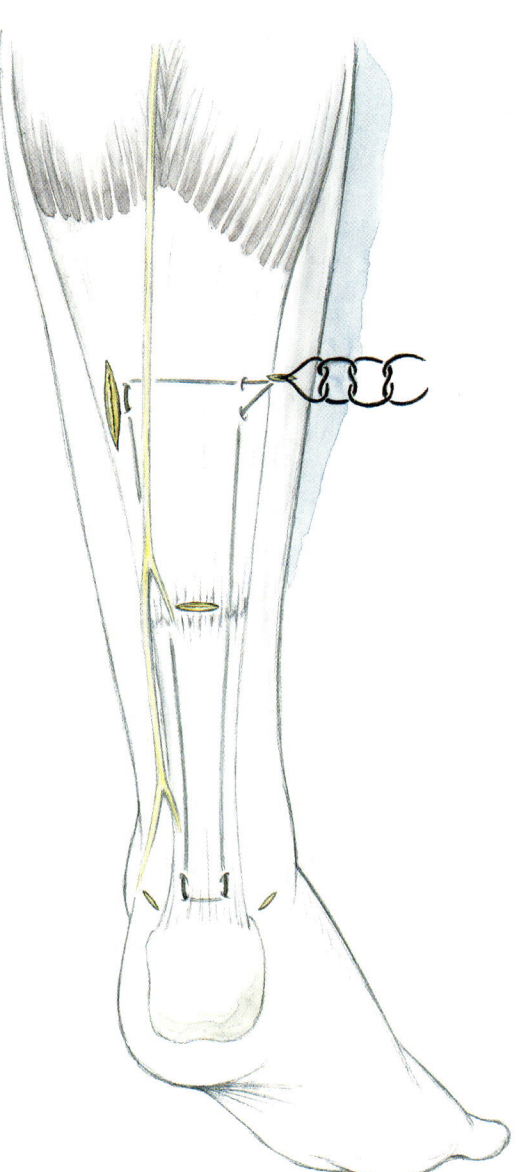

Abb. 4. Danach Durchziehen in den Rupturbereich von lateral proximal, nun weiteres Durchziehen in den Bereich der Insertion von distal lateral von der Rupturstelle ausgehend. Danach durch die Insertion in den Rupturbereich und dann zurück nach medial proximal.

Abb. 5. Verknoten der Rahmennaht, Vorlegen eines chirurgischen Knotens, Durchbewegen in leichter Dorsalextension zur Spannung der Naht innerhalb der Sehne, danach vollständige Verknotung 3fach, Versenken des Knotens unter das Subkutangewebe, Hautnaht der Stichinzision und Infiltration mit Bupivacain.

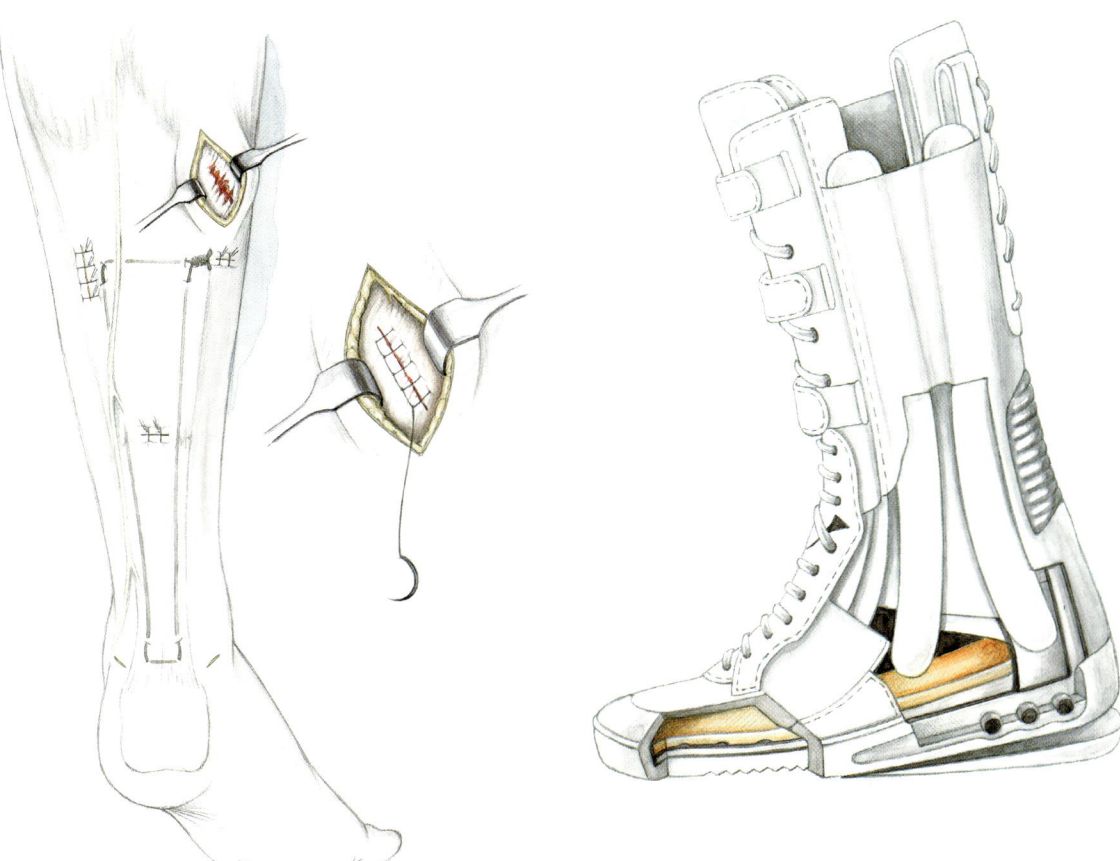

Abb. 6. In besonderen Fällen, bei einem kernspintomographischen Nachweis eines Soleusabrisses wird dieser zusätzlich über eine kleine Stichinzision dargestellt. Eine Krackow-Naht dient zur Refixation in Spitzfußstellung als additive Maßnahme zur Rahmennaht.

Abb. 7. Darstellung des Variostabil-Schuhs mit den spezifischen Besonderheiten einer dorsalen stabilen Lasche, erhöhtem Fersenkeil (insgesamt 2 cm) und lateraler Stabilisation bei dem Hochschaftstiefel.

Klöppeltechnik (nach Segesser)

Operatives Set-up

Die Lagerung ist bei allen operativen Eingriffen an der Achillessehne identisch.

Indikation

Der Soleusabriss bei Achillessehnenrupturen (häufiges Vorkommen bei Leistungssportlern). Dies ist eine sehr ausgefeilte aufwendige Technik und sollte aufgrund des größeren Weichteileingriffs und der Gefahr von Weichteilkomplikationen nur von sehr erfahrenen Operateuren durchgeführt werden.

Kontraindikation

Weichteilprobleme (Abschürfungen etc), Achillessehnenrupturen ohne Soleusabriss (optional).

Nachbehandlung

Gipsschiene bis zum stabilen Abheilen der Weichteilverhältnisse 7–10 Tage, danach Weiterbehandlung im Variostabilschuh, ansonsten entsprechend der perkutanen Technik.

Technik

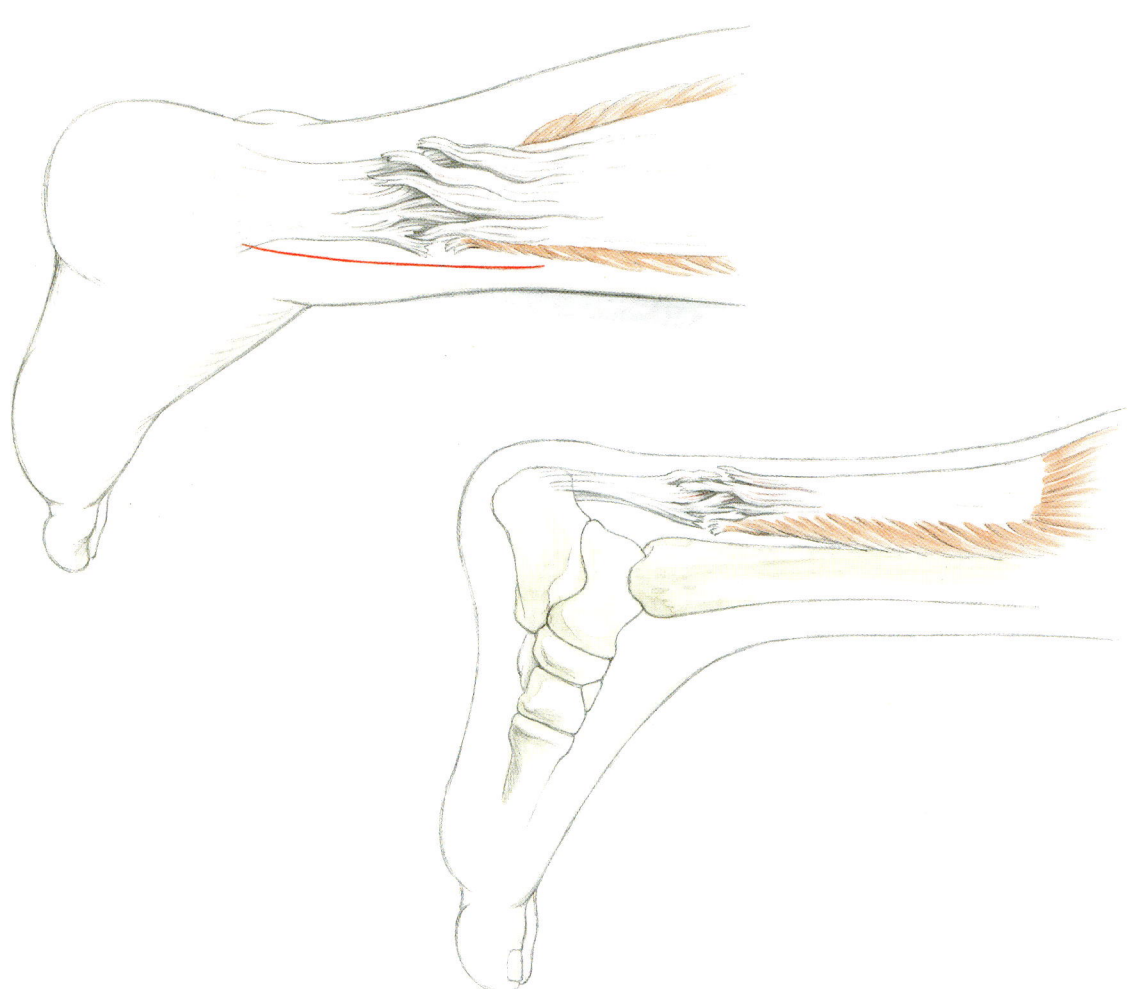

Abb. 8 und 9. Schnittführung medial der Achillessehne, evtl. im proximalen Anteil etwas leicht nach lateral umbiegend. Es zeigt sich beim Sportler eine Zerreissung der Achillessehne auf einer langen Strecke mit einzelnen Bündeln. Der M. soleus liegt ebenfalls abgerissen ohne Kontinuität zum distalen Stumpf.

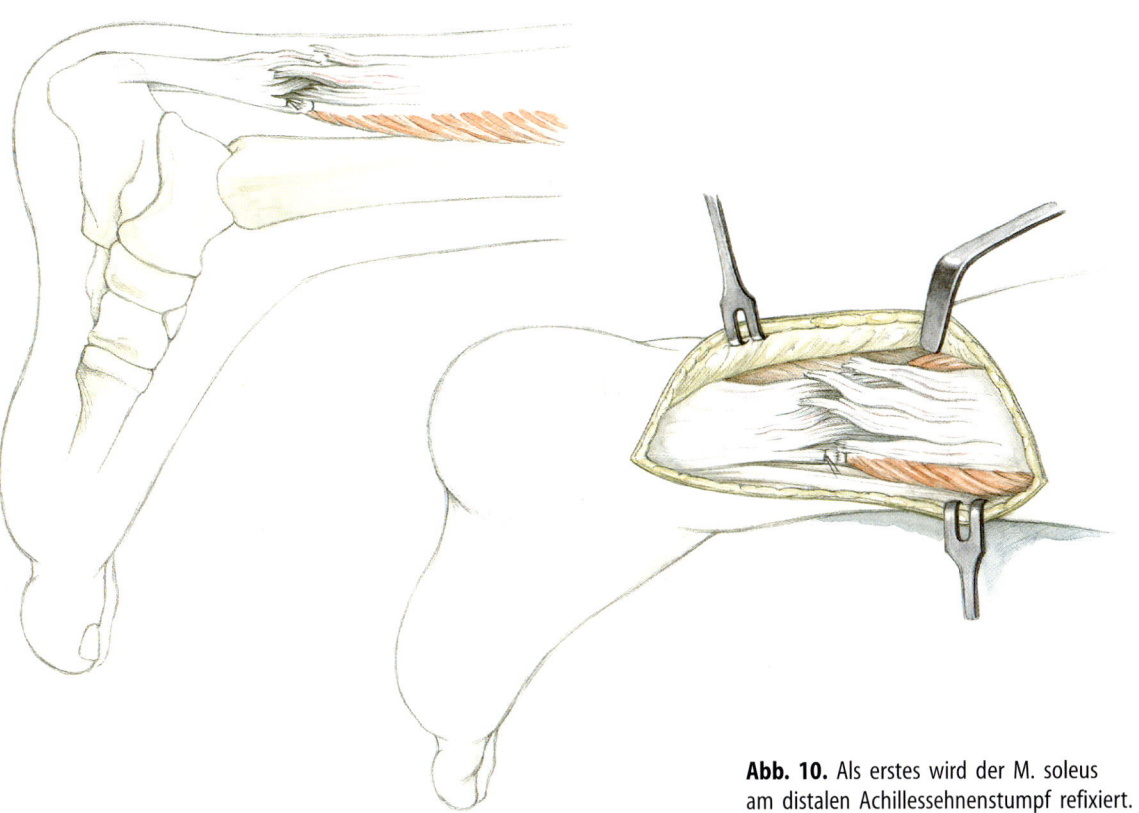

Abb. 10. Als erstes wird der M. soleus am distalen Achillessehnenstumpf refixiert.

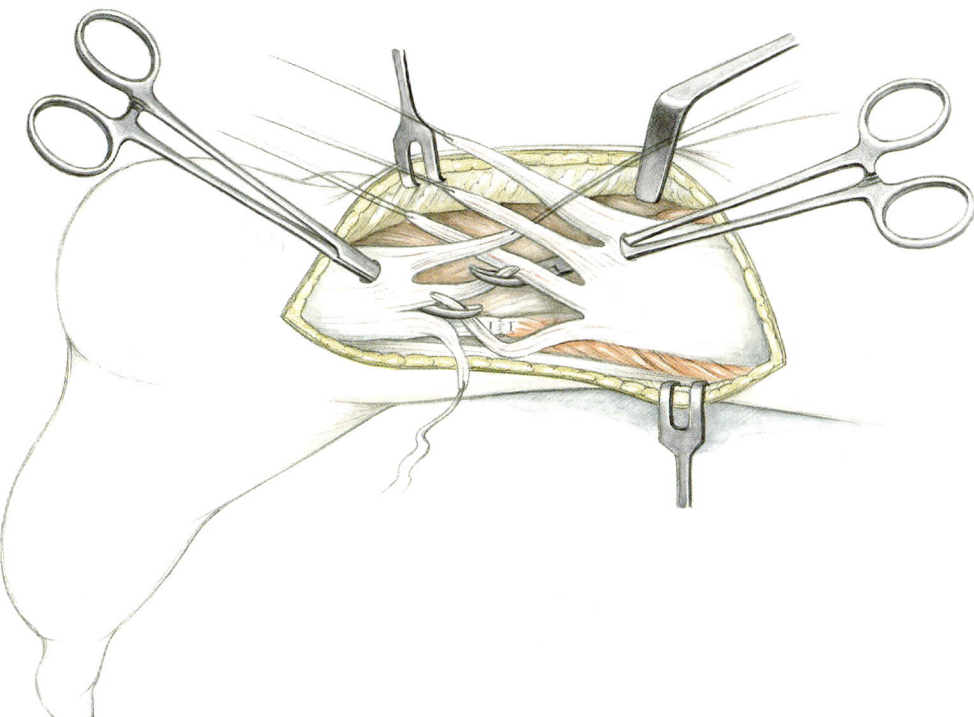

Abb. 11. Einziehen der einzelnen Sehnenbündel mit kleinen Klemmen, wobei größere Bündel mit Fäden armiert werden. So werden die unterschiedlich langen Bündel miteinander verspleißt. Dabei ist zu berücksichtigen, dass die Bündel des distalen Stumpfes immer viel kürzer sind.

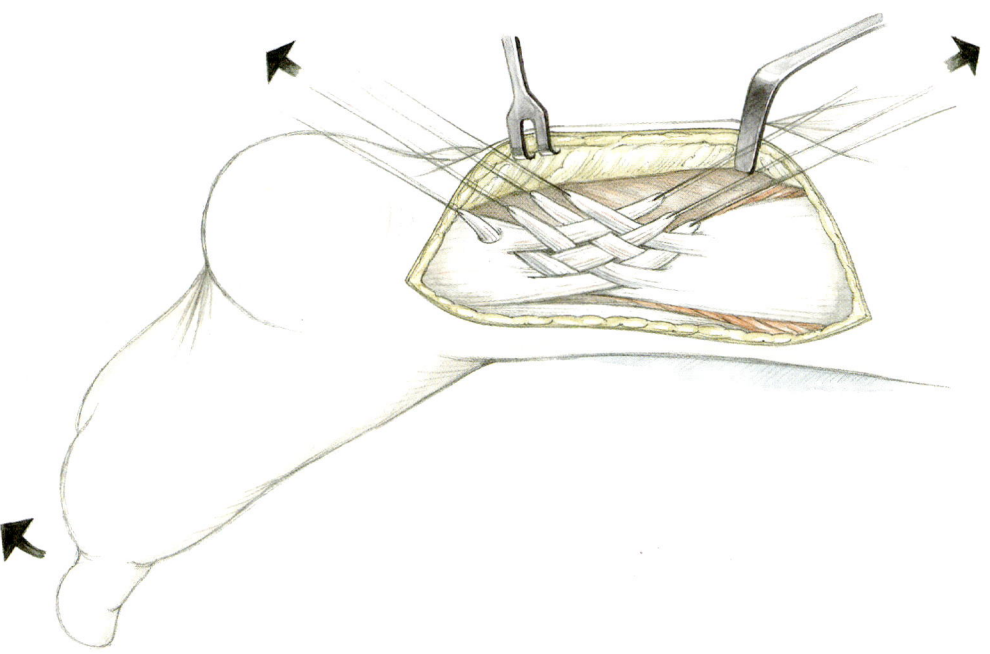

Abb. 12. a Die unterschiedlichen langen Bündel werden miteinander verspleißt, wobei die medialen proximalen Fasern nach distal lateral eingezogen werden, um die natürliche Verwringung der Sehne wieder herzustellen. Es werden die Bündel mit Einzelknopfnähten 4,0 PDS vernäht. Zur Verstärkung kann evtl. wie schon beschrieben eine Plantarissehne aufgefächert werden, um die Sehnennaht zu decken und ein natürliches Gleitlager zu schaffen.

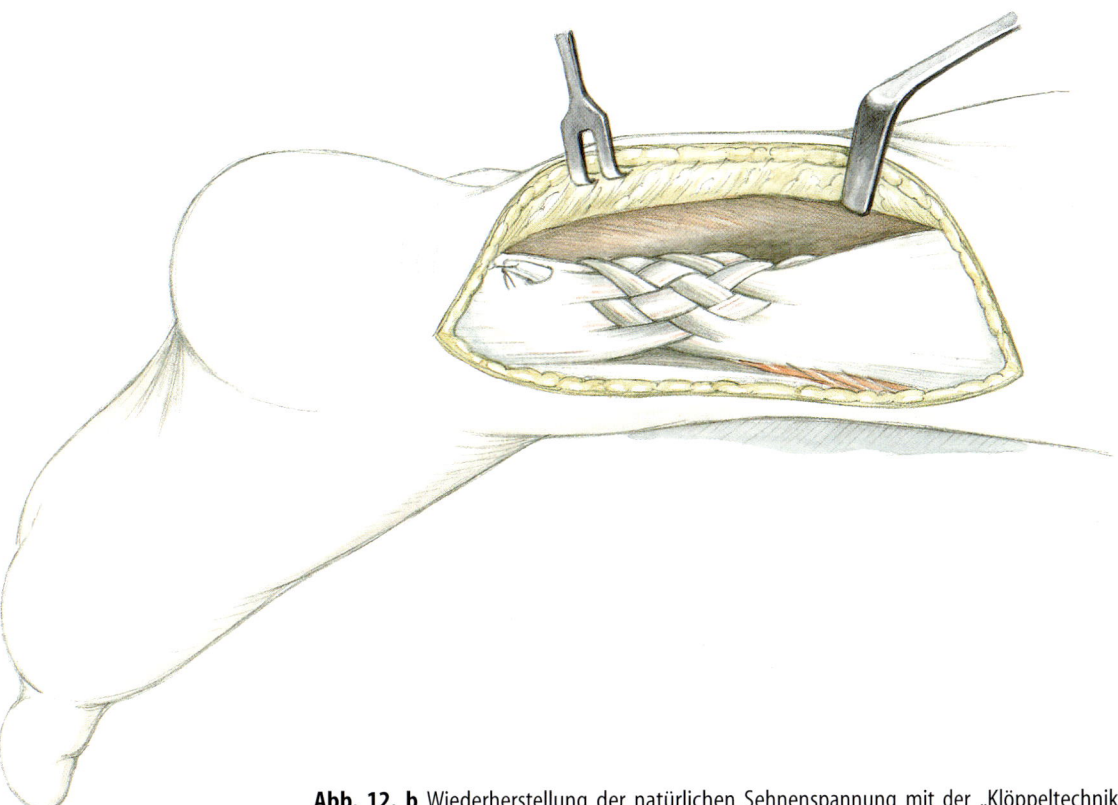

Abb. 12. b Wiederherstellung der natürlichen Sehnenspannung mit der „Klöppeltechnik".

Reruptur

Operatives Set-up

Die Lagerung und Nachbehandlung entspricht den angegebenen Richtlinien der Achillessehnenchirurgie.

Indikation

Persisitierende Diastase im dynamischen Ultraschallbild. Veraltete Rupturen mit athrophischem Regenerat und geringem Substanzdefekt.

Kontraindikation

Größere Substanzdefekte, chronische Rupturen

Nachbehandlung

Die Behandlung und Nachbehandlung entspricht den oben angegebenen Richtlinien.

Technik

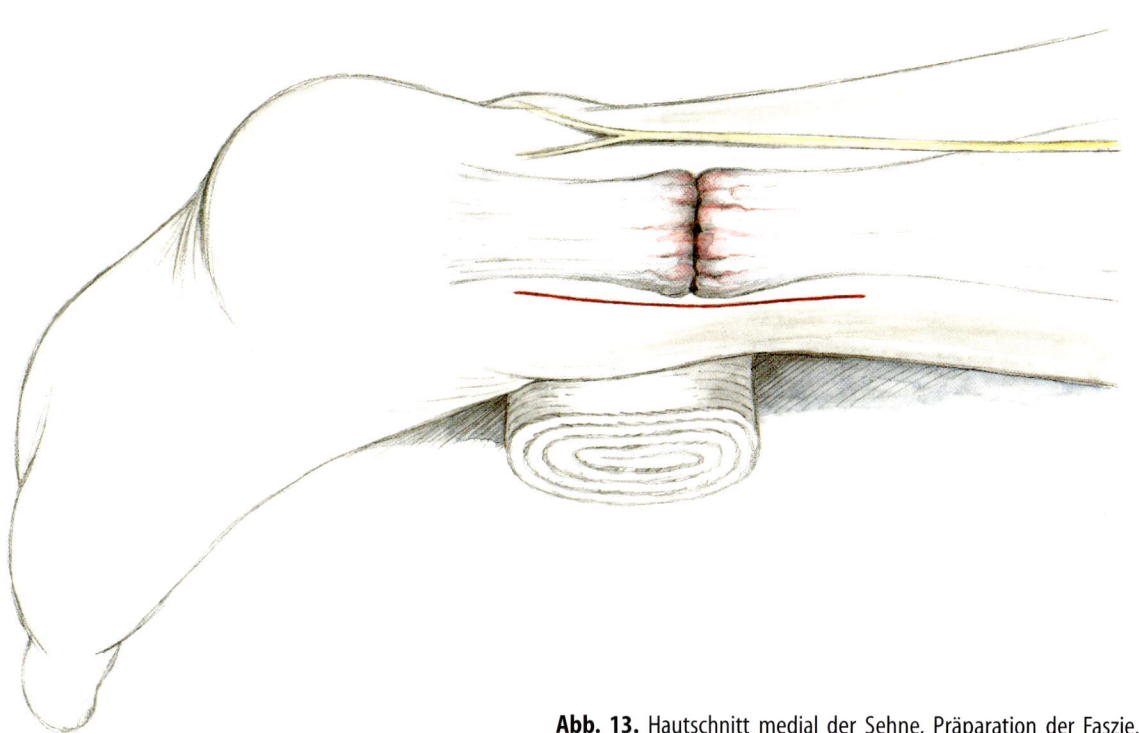

Abb. 13. Hautschnitt medial der Sehne, Präparation der Faszie.

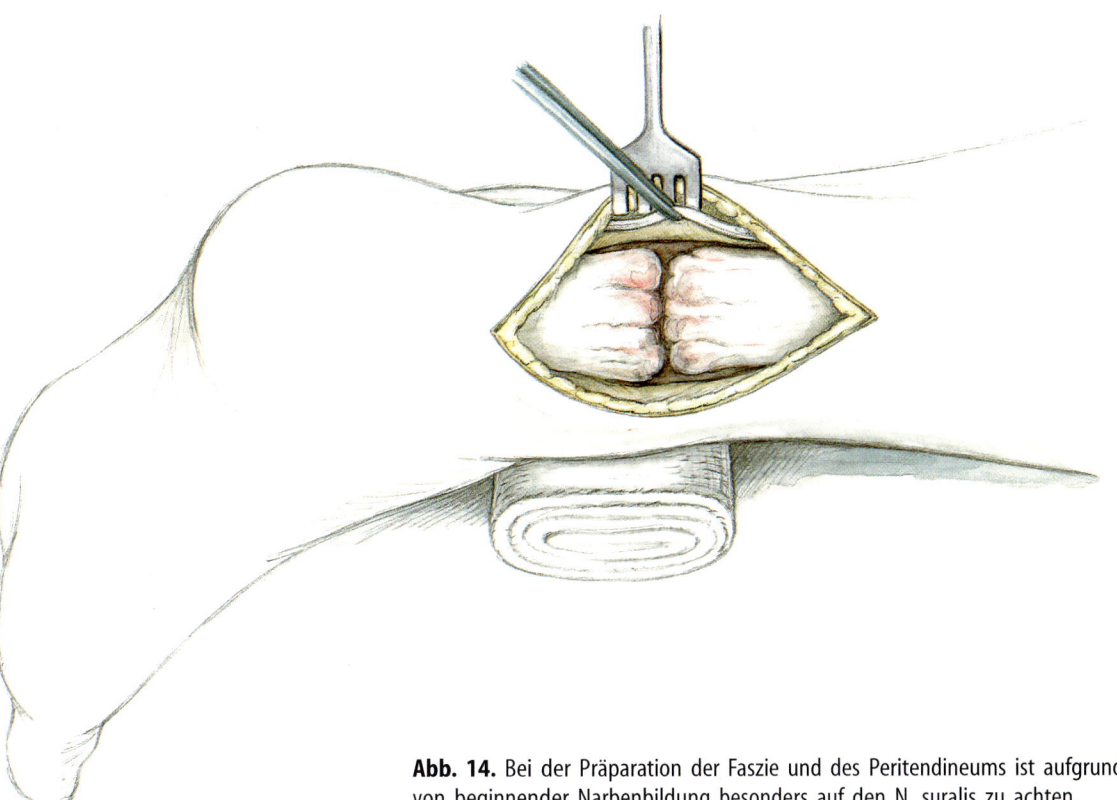

Abb. 14. Bei der Präparation der Faszie und des Peritendineums ist aufgrund von beginnender Narbenbildung besonders auf den N. suralis zu achten.

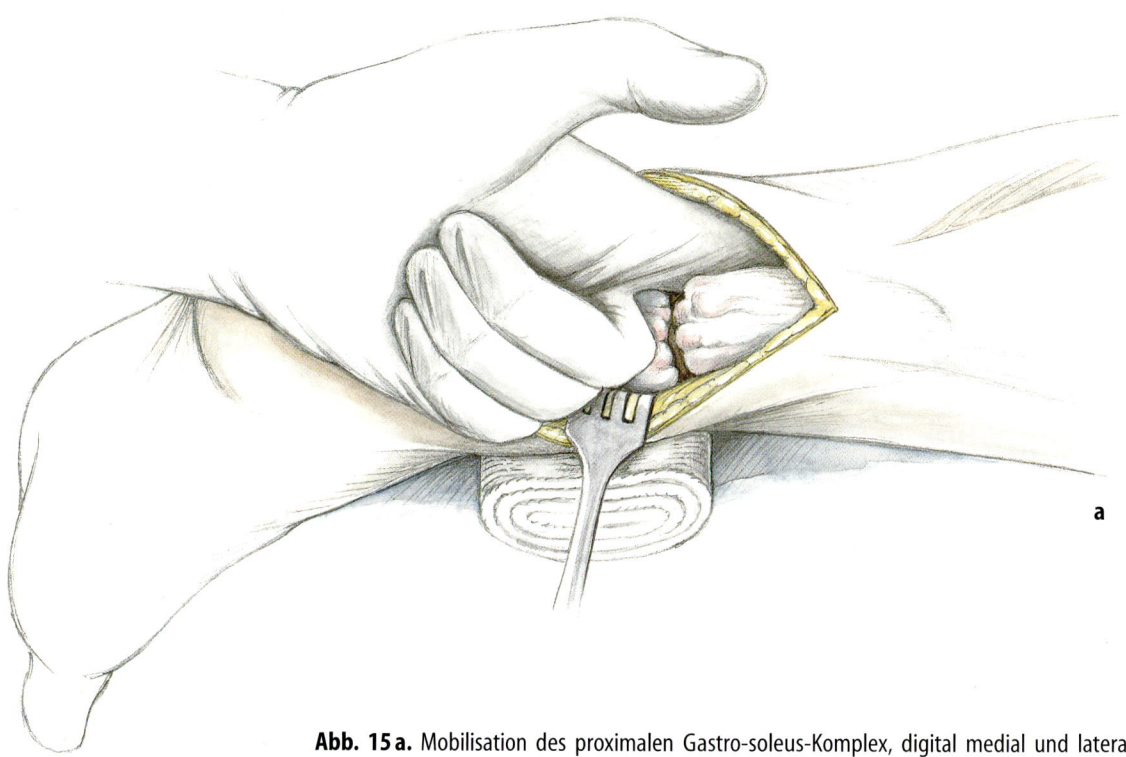

Abb. 15 a. Mobilisation des proximalen Gastro-soleus-Komplex, digital medial und lateral.

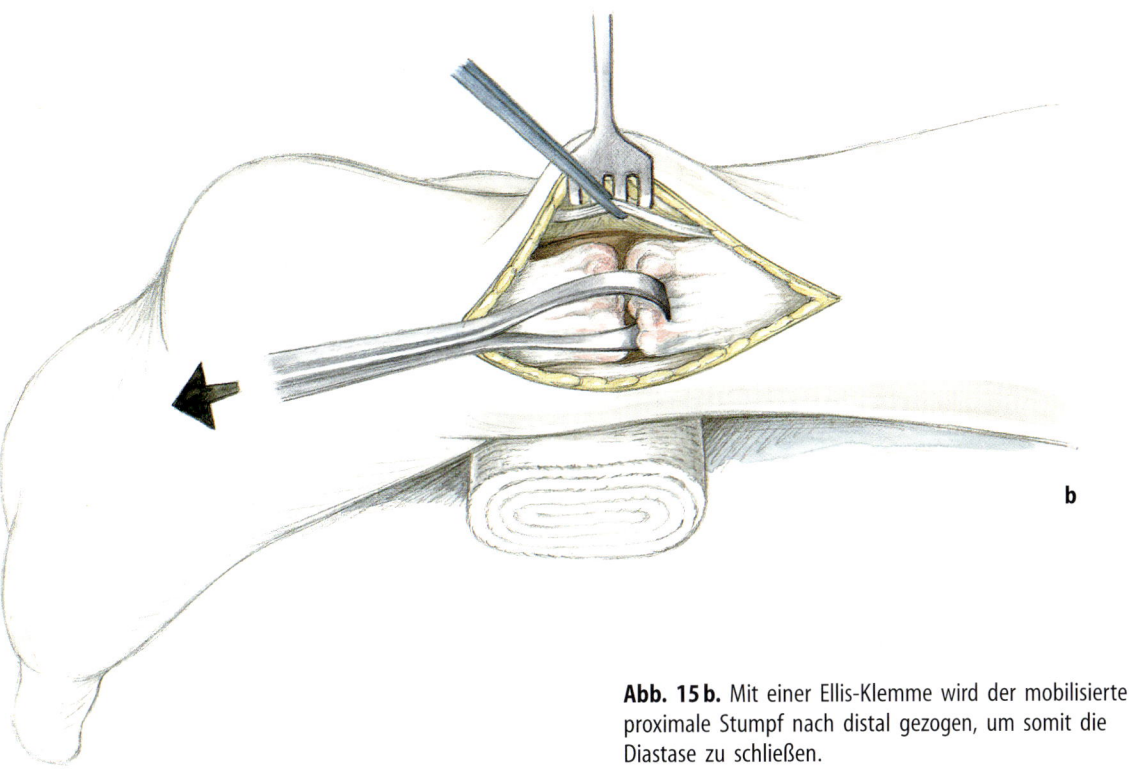

Abb. 15 b. Mit einer Ellis-Klemme wird der mobilisierte proximale Stumpf nach distal gezogen, um somit die Diastase zu schließen.

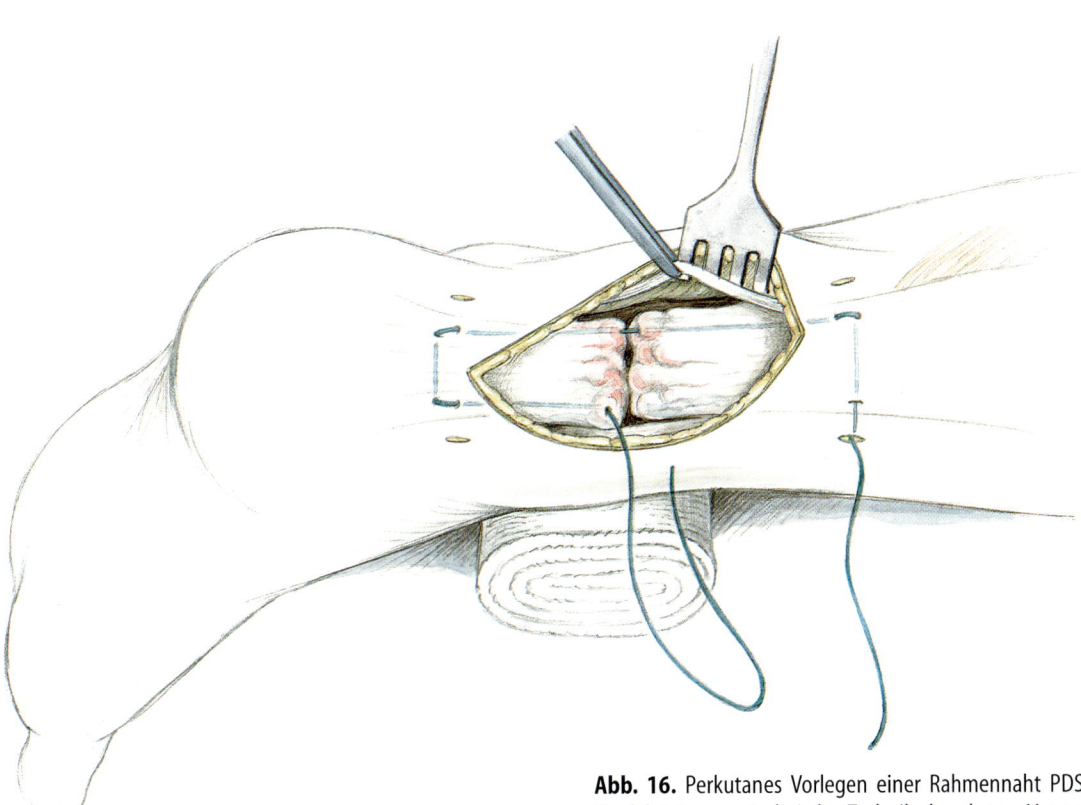

Abb. 16. Perkutanes Vorlegen einer Rahmennaht PDS Kordel 1,3 mm wie bei der Technik der akuten Versorgung.

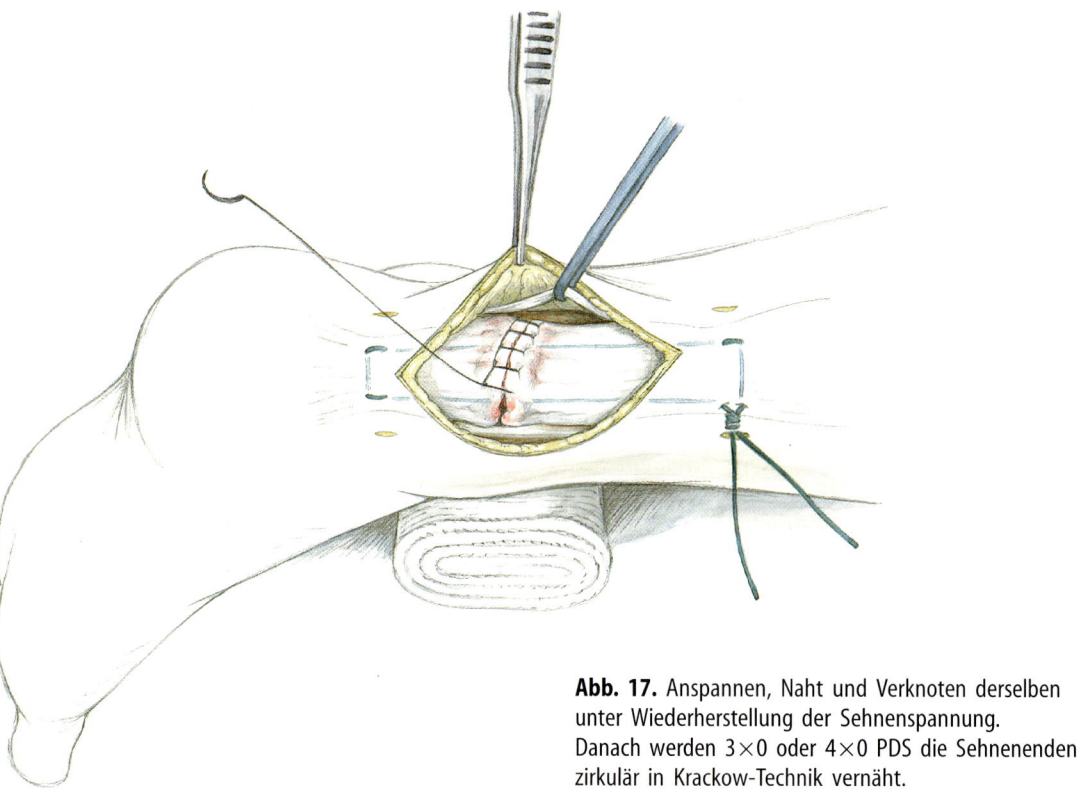

Abb. 17. Anspannen, Naht und Verknoten derselben unter Wiederherstellung der Sehnenspannung. Danach werden 3×0 oder 4×0 PDS die Sehnenenden zirkulär in Krackow-Technik vernäht.

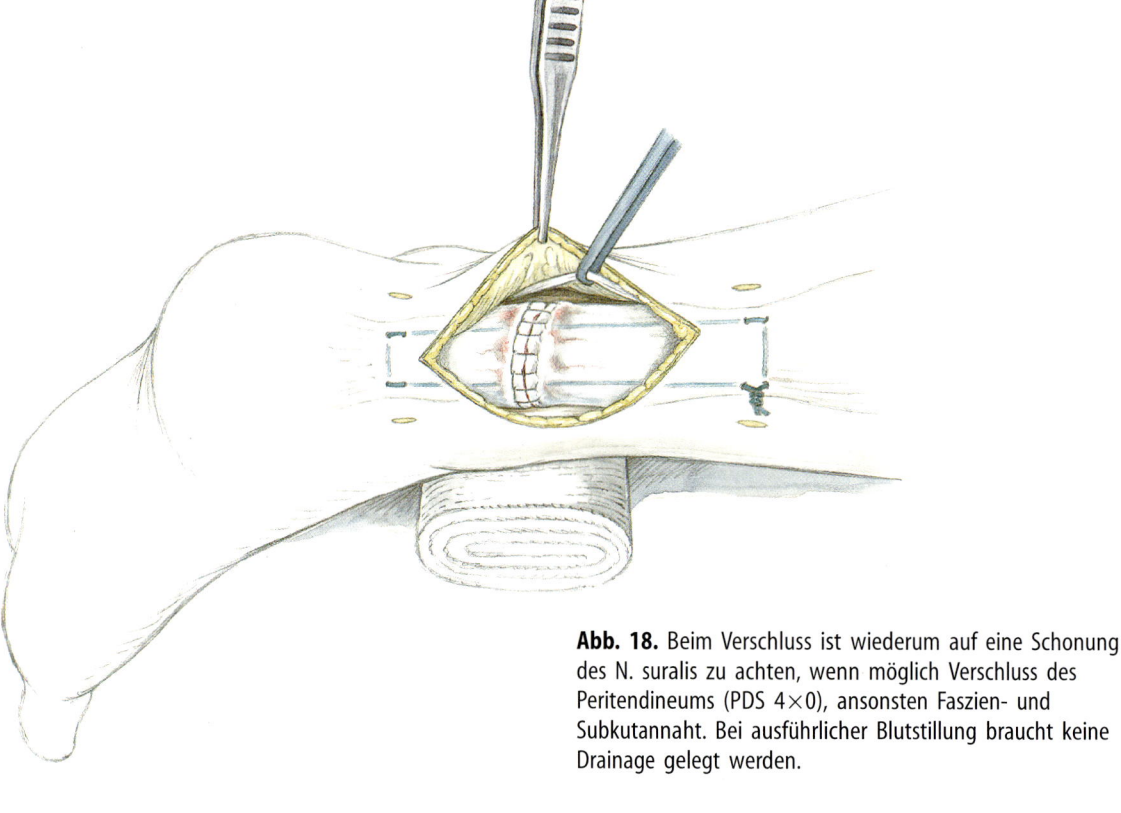

Abb. 18. Beim Verschluss ist wiederum auf eine Schonung des N. suralis zu achten, wenn möglich Verschluss des Peritendineums (PDS 4×0), ansonsten Faszien- und Subkutannaht. Bei ausführlicher Blutstillung braucht keine Drainage gelegt werden.

Chronische Rupturen

Zweizipfeltechnik

Indikation

Substanzdefekte bis etwa 5 cm oder Defekte, die mit einer offenen Rahmennaht und Adaptation der Sehnenstümpfe nicht spannungsfrei zu schließen sind.

Kontraindikation

Primäre Achillessehnenrupturen (höheres Komplikationsrisiko durch Weichteilkomprimierung).

Nachbehandlung

Unterschenkelgipsschiene, Teilbelastung (15 kg), Thromboseprophylaxe bis zu stabiler Wundheilung, danach Weiterbehandlung im Variostabil-Schuh. Die Vollbelastung ist schmerzabhängig, jedoch nach stabiler Wundheilung sofort möglich.

Bei der Nachbehandlung im Variostabil-Schuh können Koordinationsübungen und isometrische Übungen durchgeführt werden (Eigentraining durch Patienten nach kurzer Einweisung).

Nach Beendigung der Behandlung im Schuh (nach der 8.–9. Woche, je nach Weichteilheilung) langsame Redressierung aus der Spitzfußstellung. Die Redressierung sollte zum einen langsam erfolgen, um eine Reruptur zu vermeiden, zum anderen sollte nicht vehement dorsalflektiert werden, um die plastische Transformation der Neosehne nicht auszudünnen und die Sehne zu elongieren. Bei stabiler Ausheilung sollte die ersten zwei Monate der Schwerpunkt auf die Kraftentwicklung der kurzen Fußbeuger und dem M. trizeps surae gelegt werden. Bei nur geringen Einschränkungen in der Dorsalextension gelingt eine vollständige Beweglichkeit unter physiotherapeutischen Maßnahmen auch noch nach 3–4 Monaten.

Technik

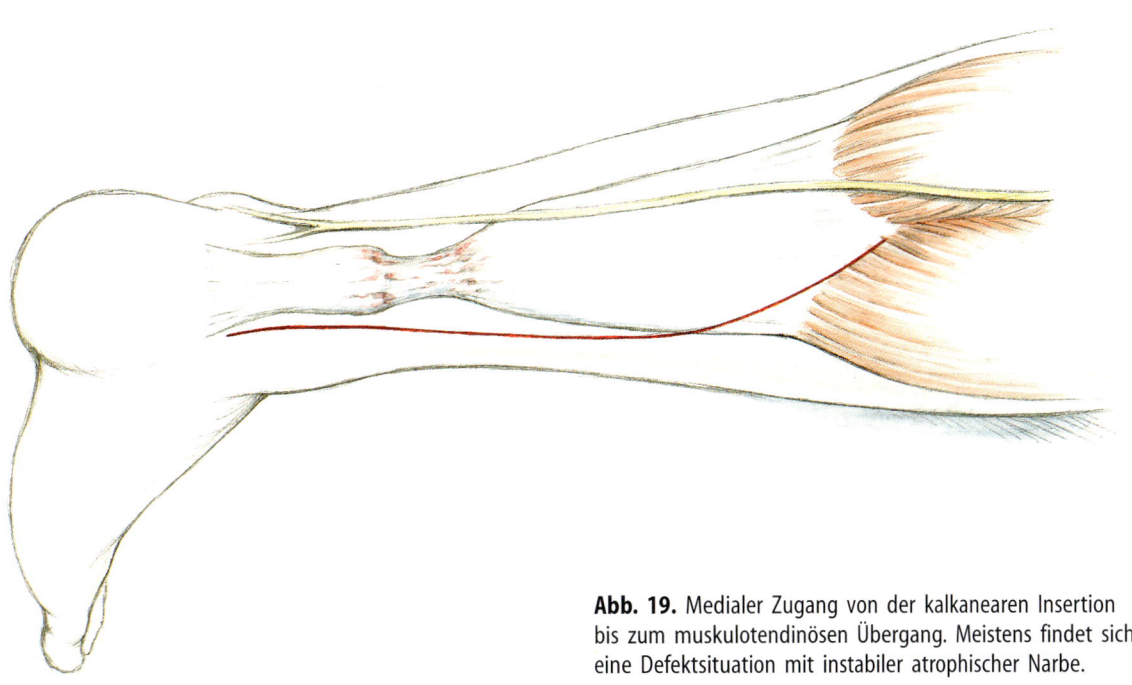

Abb. 19. Medialer Zugang von der kalkanearen Insertion bis zum muskulotendinösen Übergang. Meistens findet sich eine Defektsituation mit instabiler atrophischer Narbe.

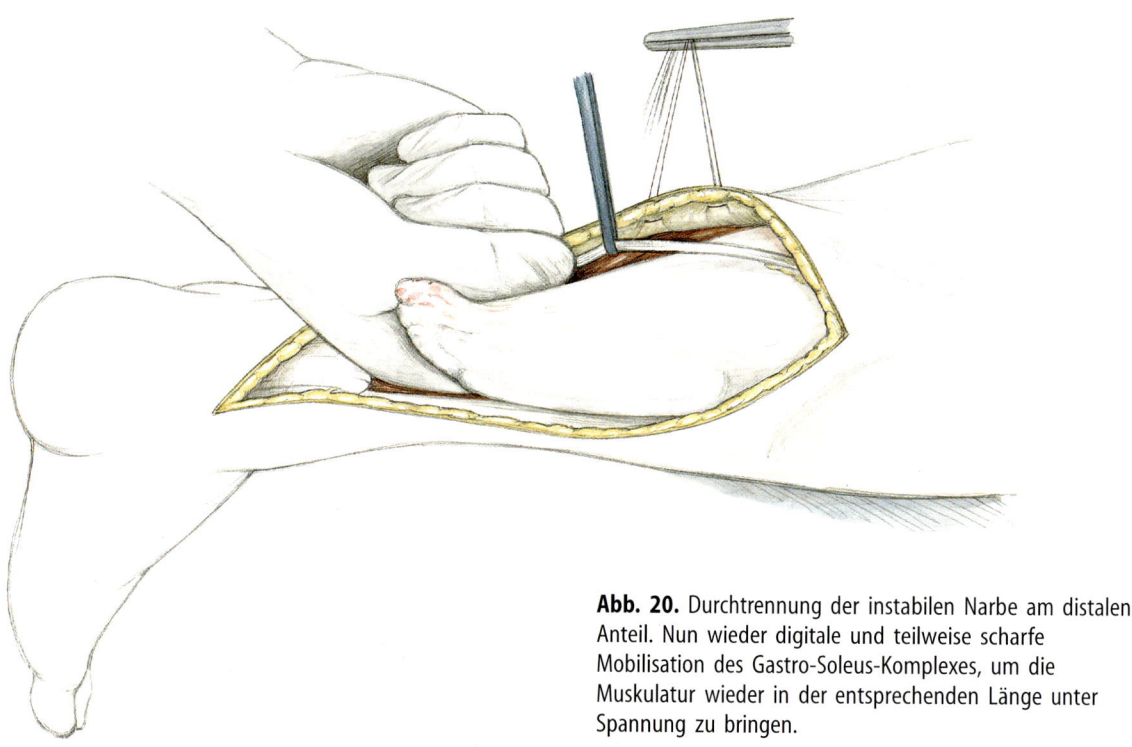

Abb. 20. Durchtrennung der instabilen Narbe am distalen Anteil. Nun wieder digitale und teilweise scharfe Mobilisation des Gastro-Soleus-Komplexes, um die Muskulatur wieder in der entsprechenden Länge unter Spannung zu bringen.

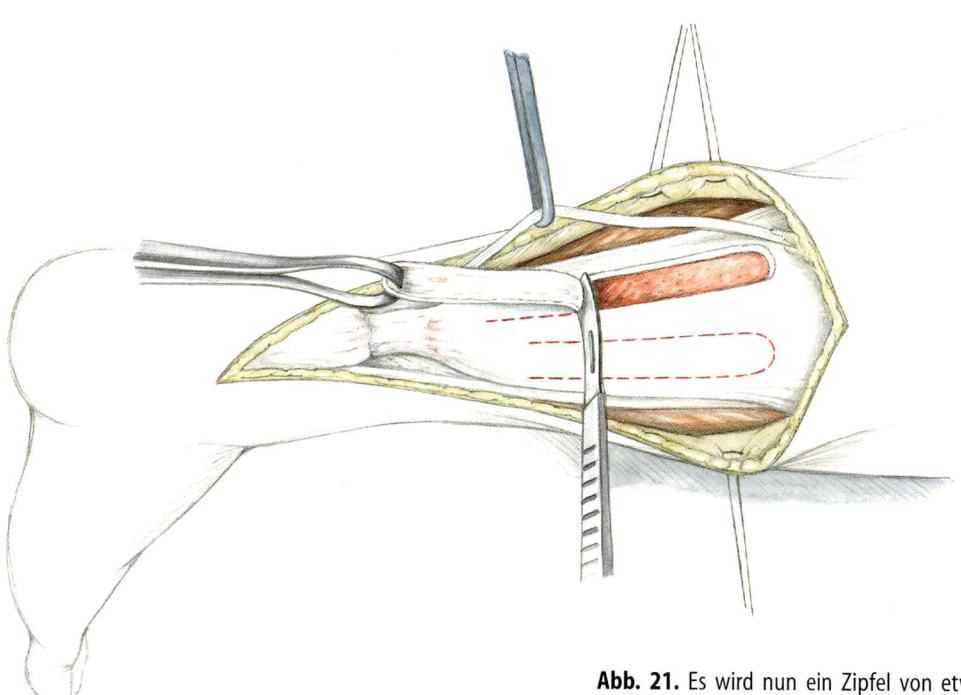

Abb. 21. Es wird nun ein Zipfel von etwa 1 cm Breite und entsprechend der Länge der Aponeurose von 5–7 cm Länge scharf mit dem Skalpell präpariert und mit der Ellis-Klemme nach distal geführt.

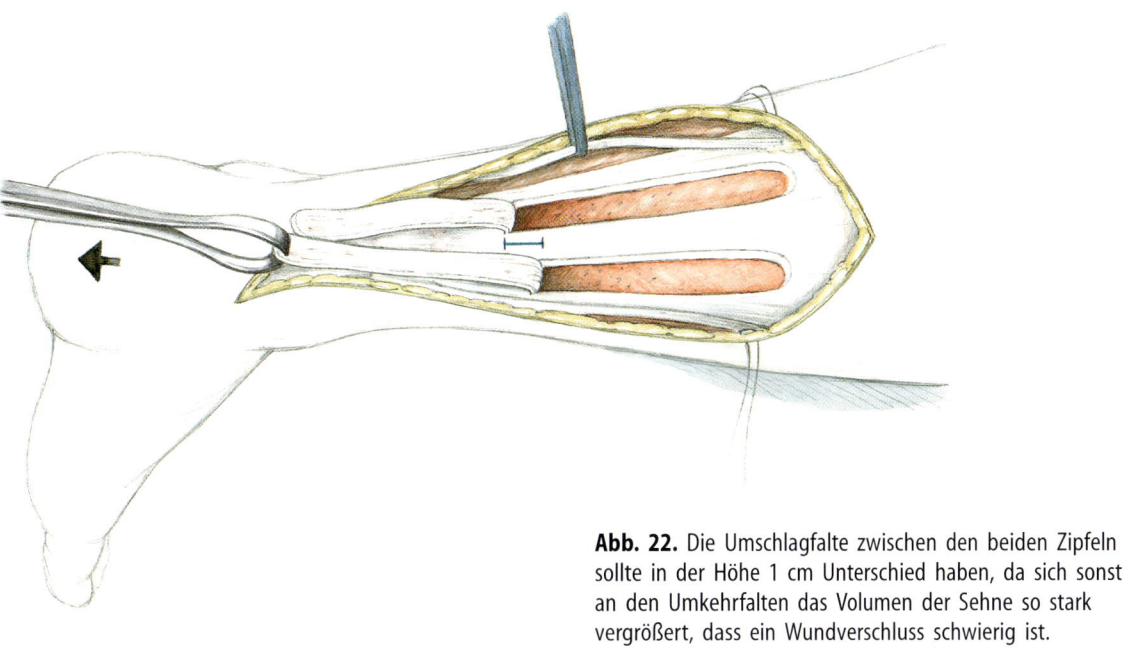

Abb. 22. Die Umschlagfalte zwischen den beiden Zipfeln sollte in der Höhe 1 cm Unterschied haben, da sich sonst an den Umkehrfalten das Volumen der Sehne so stark vergrößert, dass ein Wundverschluss schwierig ist.

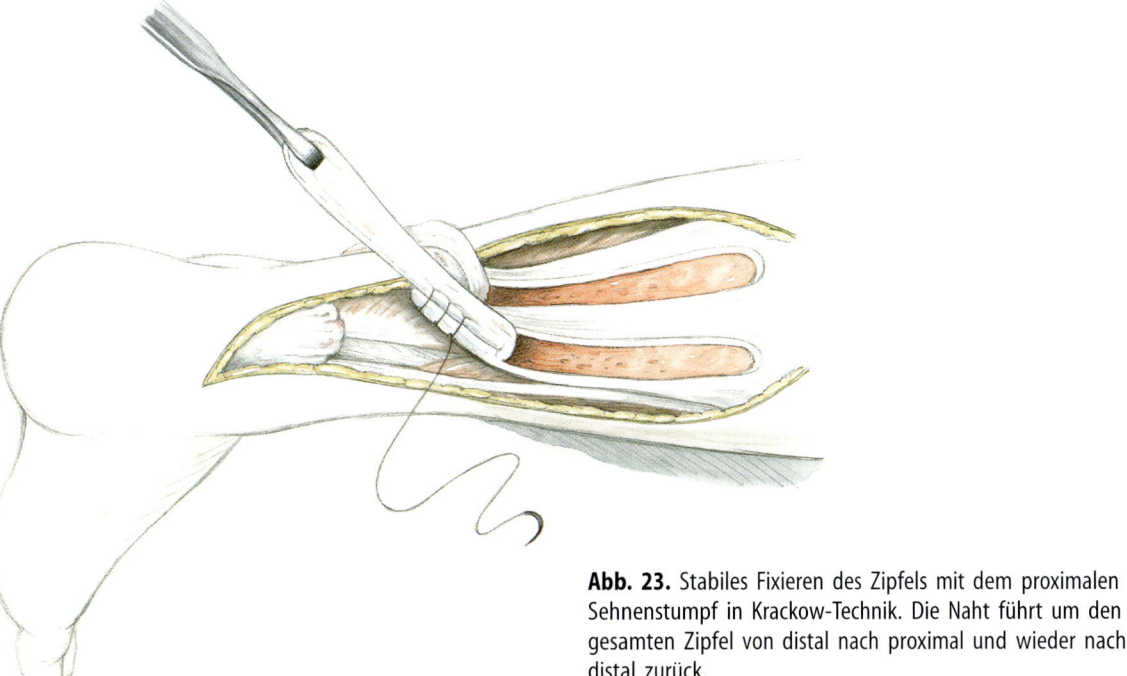

Abb. 23. Stabiles Fixieren des Zipfels mit dem proximalen Sehnenstumpf in Krackow-Technik. Die Naht führt um den gesamten Zipfel von distal nach proximal und wieder nach distal zurück.

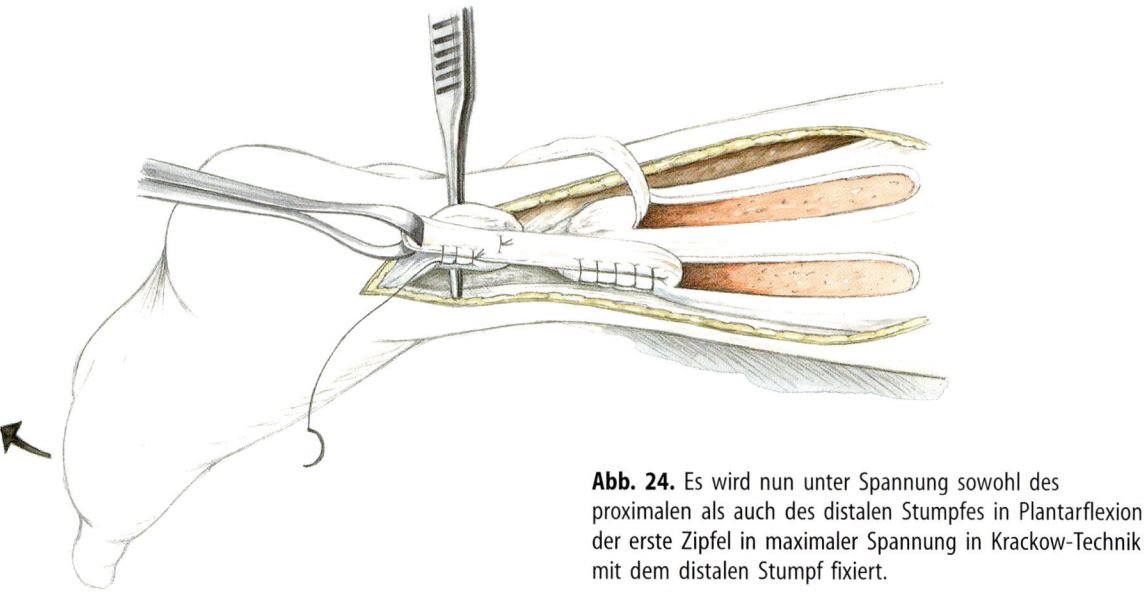

Abb. 24. Es wird nun unter Spannung sowohl des proximalen als auch des distalen Stumpfes in Plantarflexion der erste Zipfel in maximaler Spannung in Krackow-Technik mit dem distalen Stumpf fixiert.

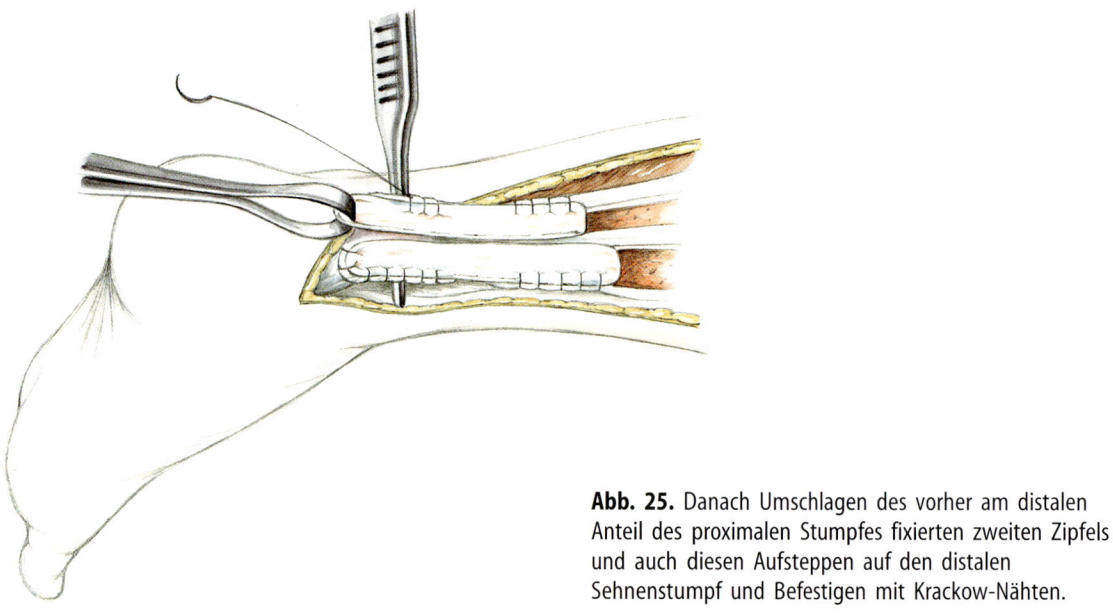

Abb. 25. Danach Umschlagen des vorher am distalen Anteil des proximalen Stumpfes fixierten zweiten Zipfels und auch diesen Aufsteppen auf den distalen Sehnenstumpf und Befestigen mit Krackow-Nähten.

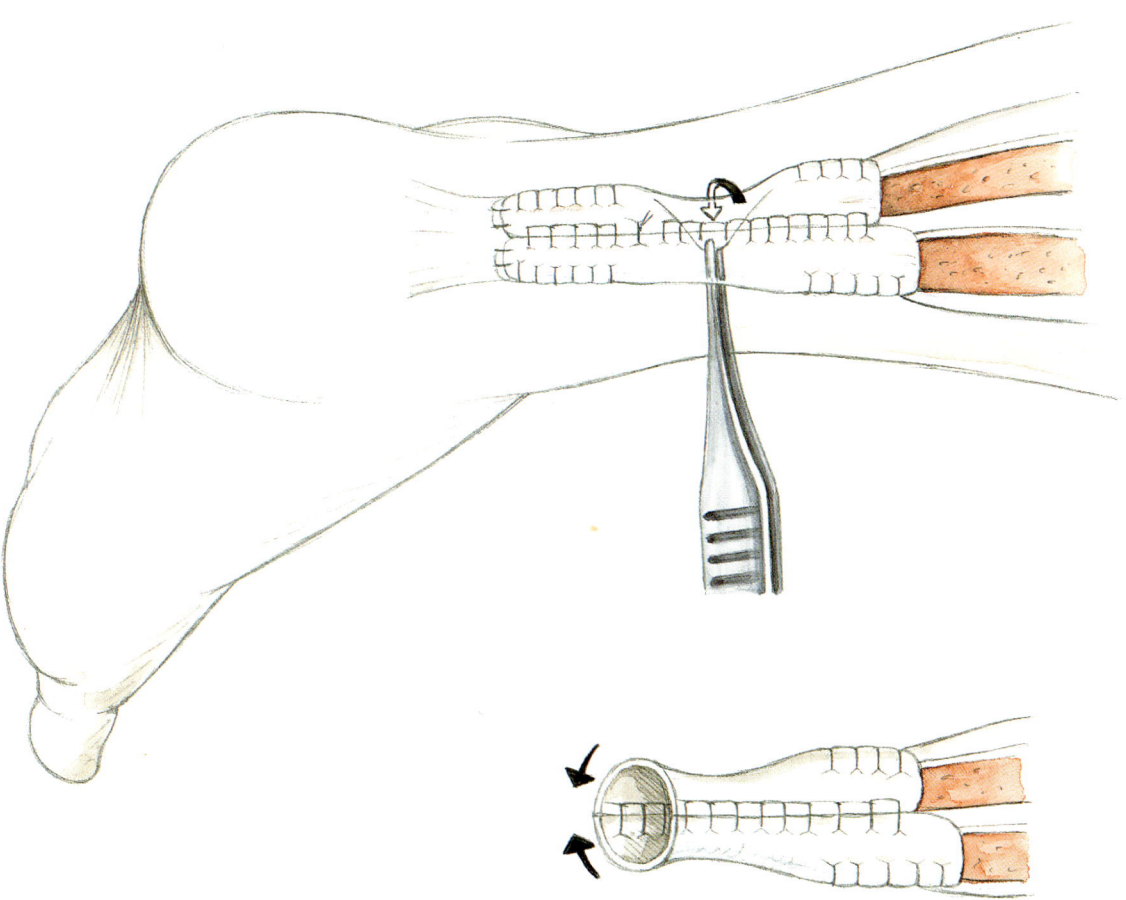

Abb. 26. „Tubulieren" der Neosehne durch fortlaufende Krackow-Nähte im dorsalen und ventralen Anteil der Sehne, so dass diese Neosehne eine runde Struktur erhält.

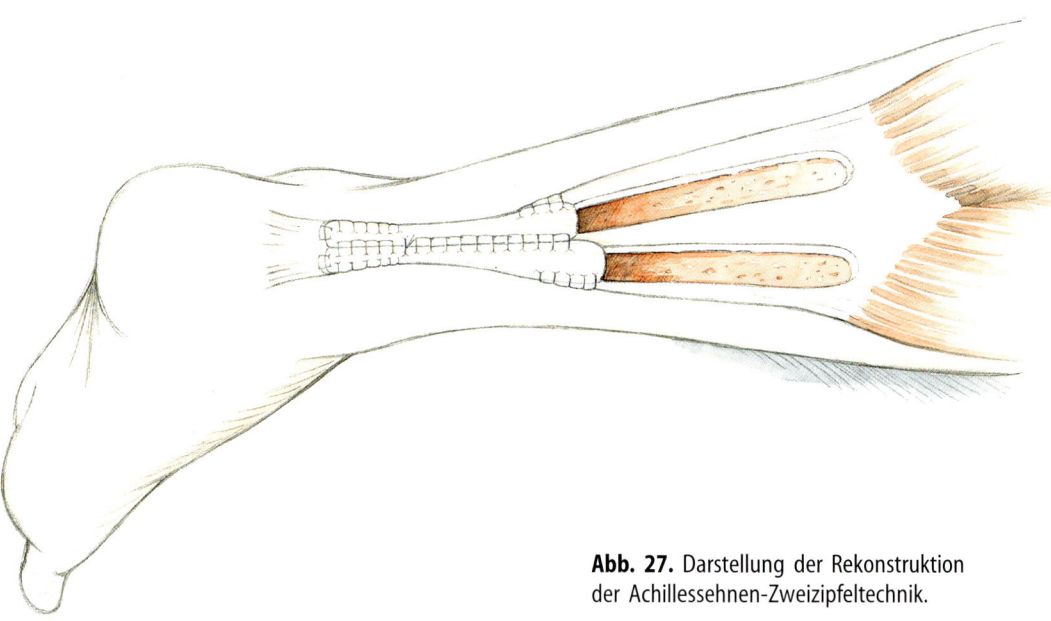

Abb. 27. Darstellung der Rekonstruktion der Achillessehnen-Zweizipfeltechnik.

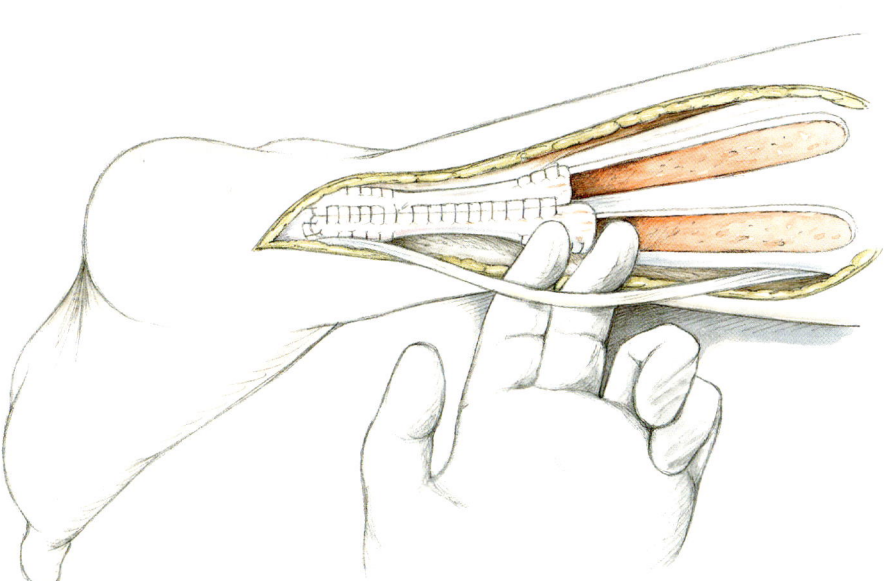

Abb. 28. Zur Verbesserung des Gleitlagers der Sehne wird die Plantarissehne distal abgesetzt.

Chronische Rupturen

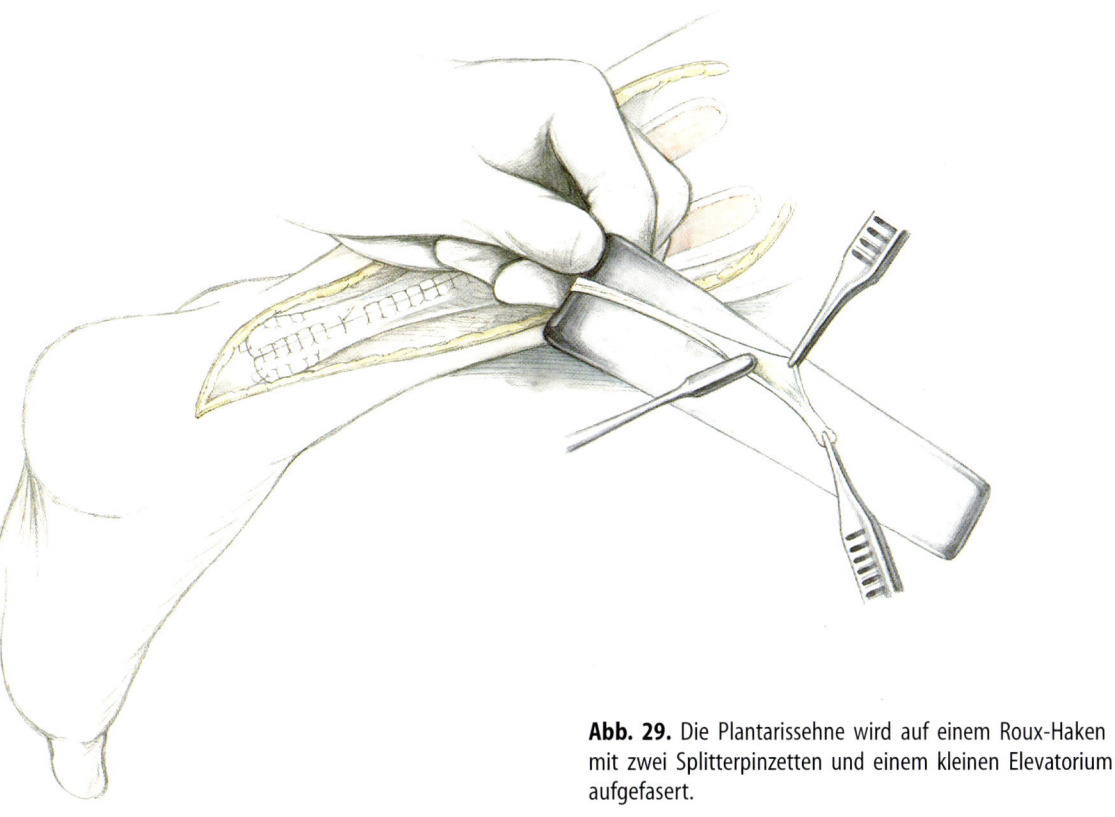

Abb. 29. Die Plantarissehne wird auf einem Roux-Haken mit zwei Splitterpinzetten und einem kleinen Elevatorium aufgefasert.

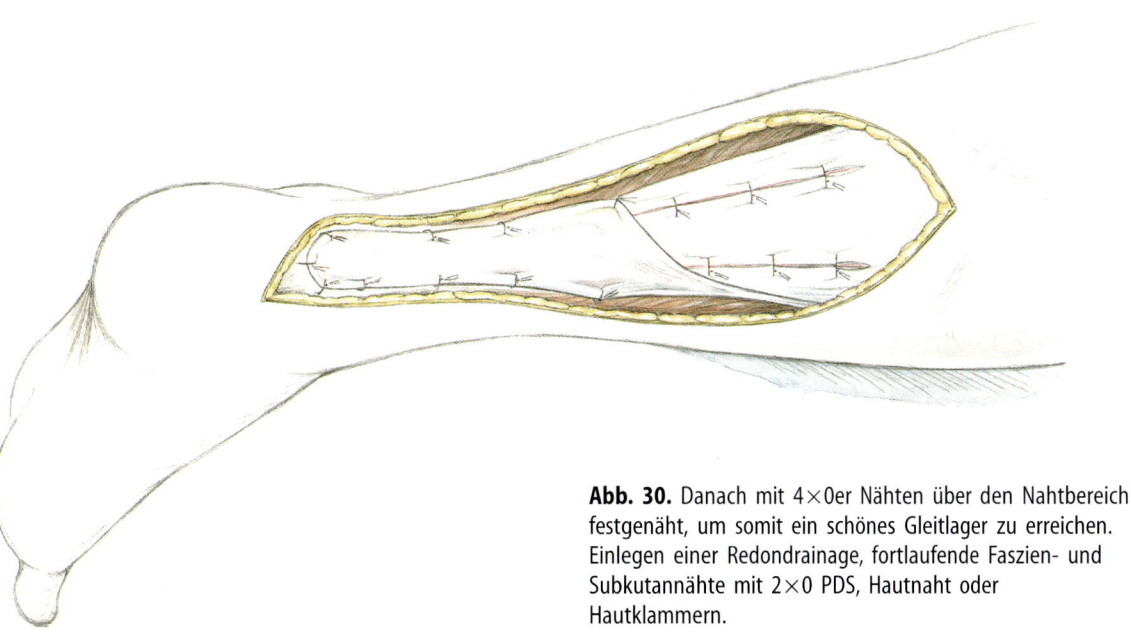

Abb. 30. Danach mit 4×0er Nähten über den Nahtbereich festgenäht, um somit ein schönes Gleitlager zu erreichen. Einlegen einer Redondrainage, fortlaufende Faszien- und Subkutannähte mit 2×0 PDS, Hautnaht oder Hautklammern.

Flexor-hallucis-longus-Transfer

Indikation

Bei großen Substanzdefekten über 5 cm. Salvage-Operation nach Resektion der Achillessehne bei stattgehabtem Infekt. Der Operationszeitpunkt ist erst nach vollständigem Ausheilen des Infektes nach Debridement und Gipsruhigstellung in Spitzfußstellung angezeigt. In extremen Situationen kann auch temporär für 4 Wochen ein Fixateur externe in Spitzfußstellung angelegt werden. Bei dem Sehnentransfer wird die Sehne des Flexor hallucis longus die Beugekraft der Großzehe (Toe-off!) erheblich reduziert, von daher kein Überstrapazieren der Indikation besonders bei aktiven jungen Leuten. Viele Rupturen und Defekte der Achillessehne, die mit lokalen ortsständigen Gewebe zu beheben sind, haben in der Indikation immer die Präferenz vor dem Flexor-hallucis-Transfer.

Lagerung

Das gesunde Bein sollte eventuell abgespreizt und abgesenkt werden, so dass man einfach an die Hebestelle des Flexors hallucis im Bereich des medialen Mittelfußes kommt. Getrenntes Abdecken (Klebefolie) der Großzehe und der Kleinzehen zur intraoperativen Testung des Flexor hallucis longus.

Nachbehandlung

Entsprechend der Zweizipfeltechnik bei komplikationslosem Verlauf Gips für 14 Tage in Spitzfußstellung, danach Weiterbehandlung im Variostabil-Therapieschuh für 8–10 Wochen. Zunehmende Teilbelastung ab der 4. Woche.

Technik

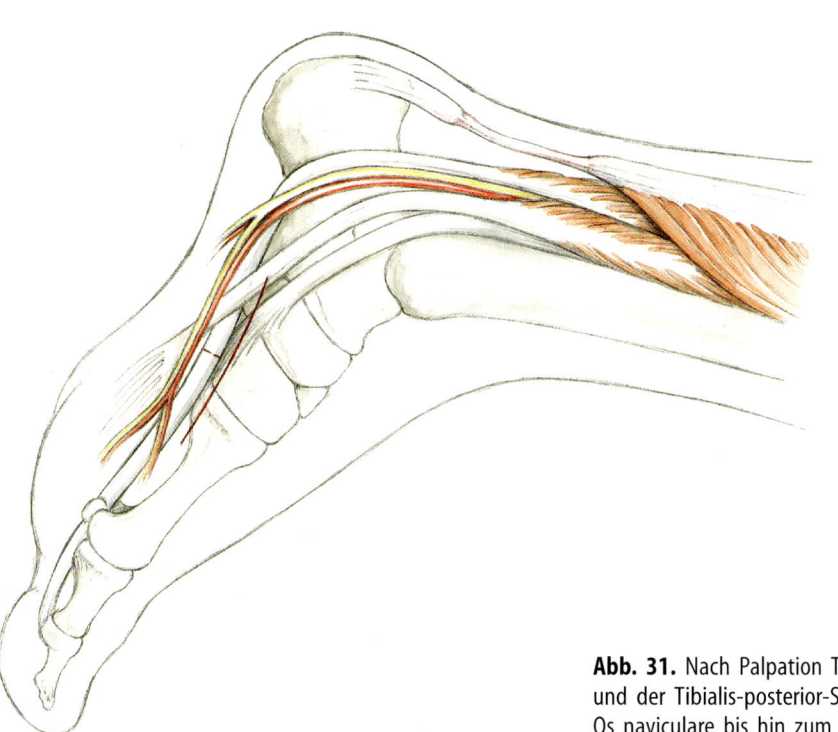

Abb. 31. Nach Palpation Tasten der Tibialis-anterior-Sehne und der Tibialis-posterior-Sehne, Hautschnitt im Bereich des Os naviculare bis hin zum Os cuneiforme mediale.

Chronische Rupturen | 23

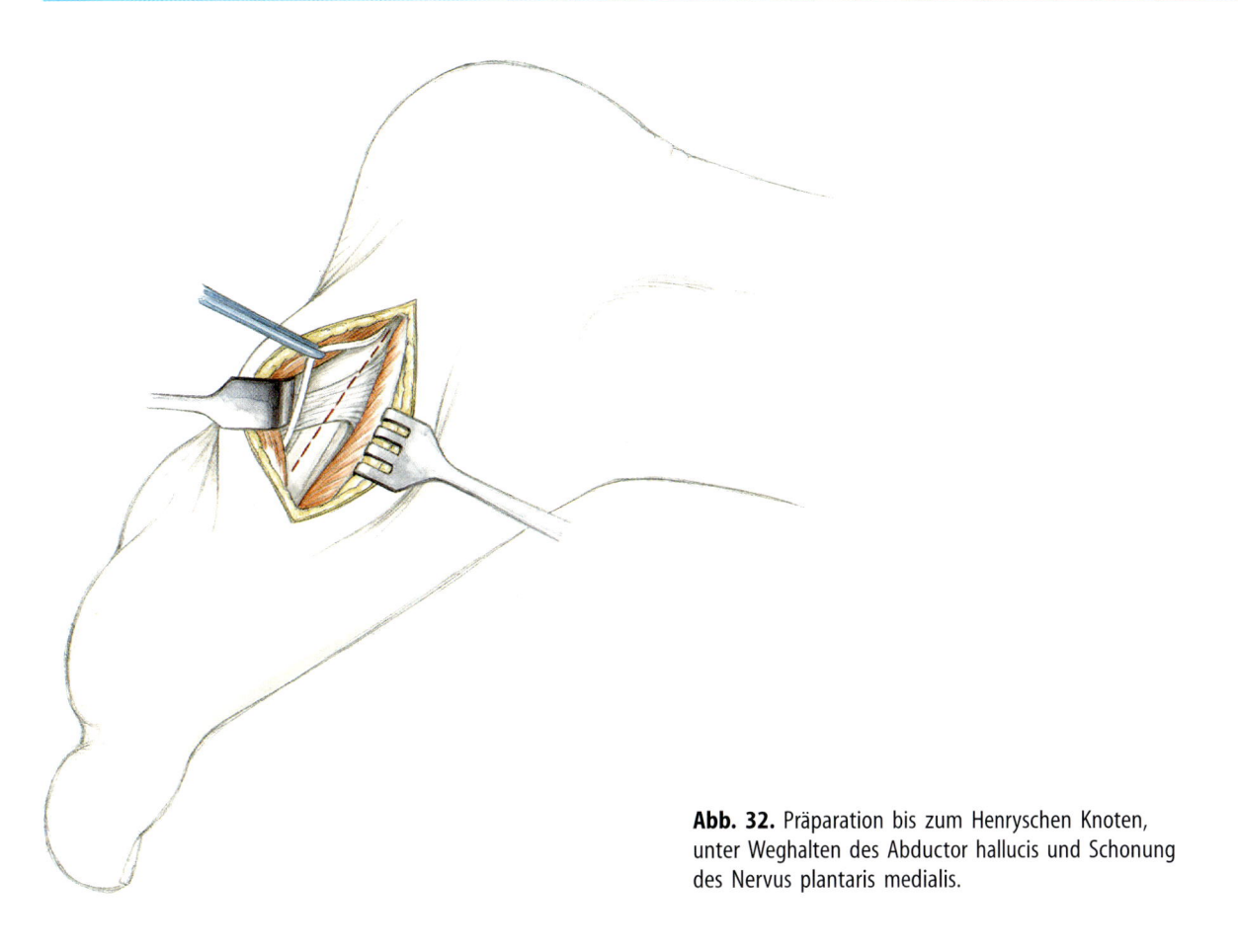

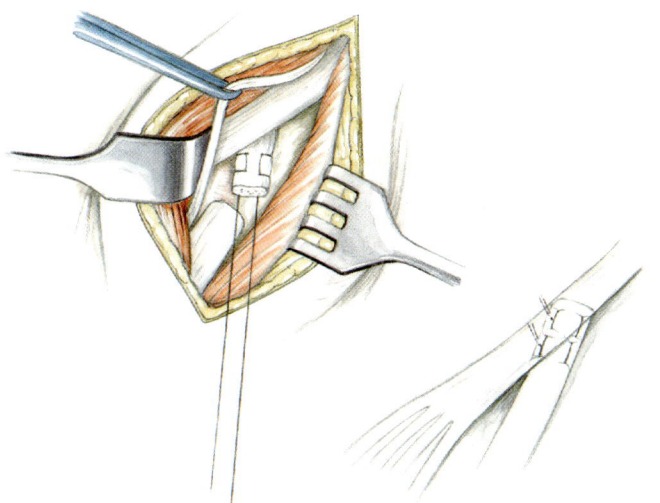

Abb. 32. Präparation bis zum Henryschen Knoten, unter Weghalten des Abductor hallucis und Schonung des Nervus plantaris medialis.

Abb. 33. Es wird der Flexor hallucis longus nach vorhergehender Testung durch Anspannung zwischen zwei Nähten angezügelt und in der Mitte abgesetzt.

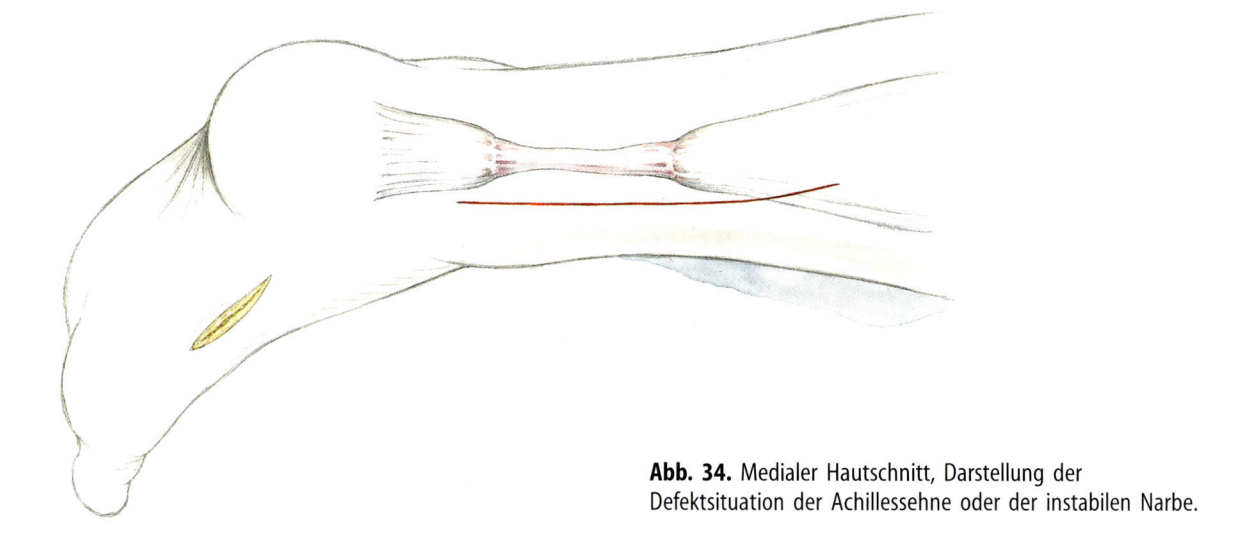

Abb. 34. Medialer Hautschnitt, Darstellung der Defektsituation der Achillessehne oder der instabilen Narbe.

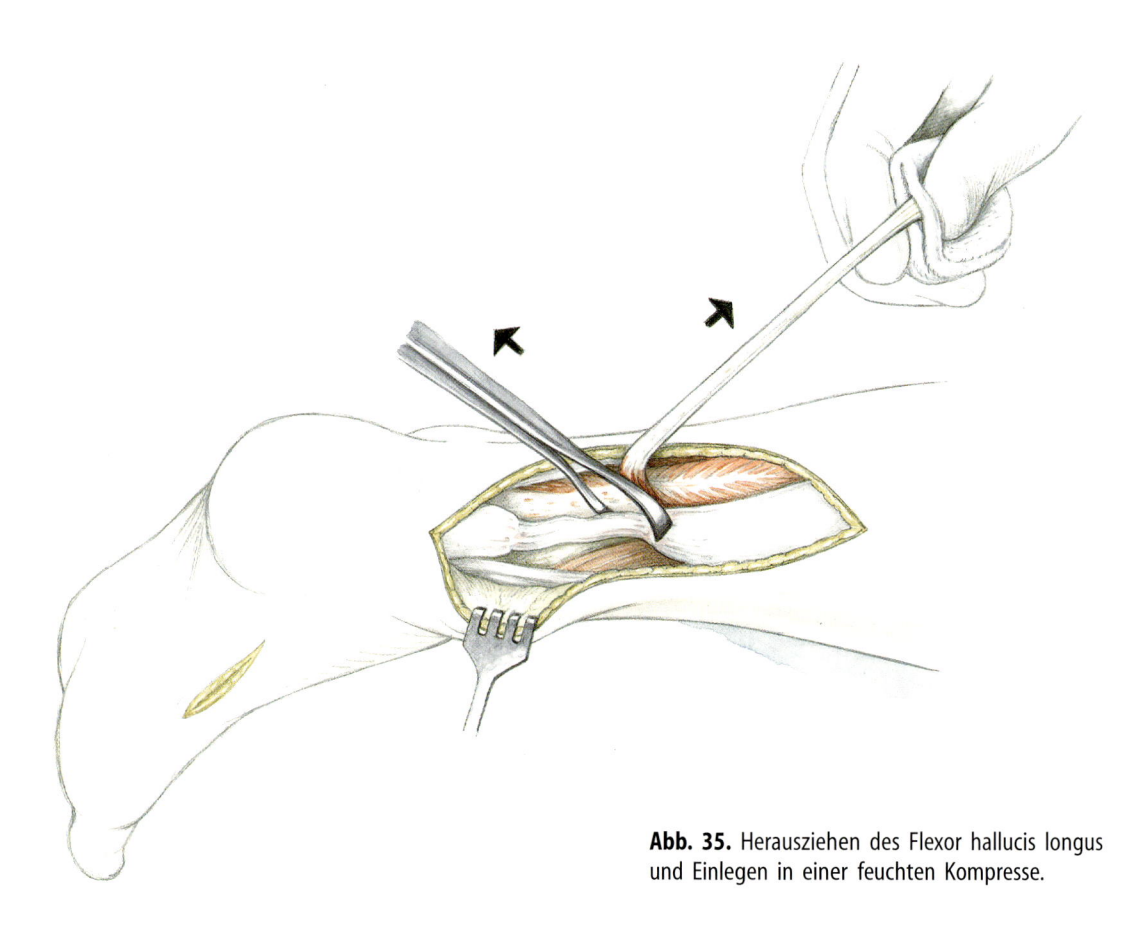

Abb. 35. Herausziehen des Flexor hallucis longus und Einlegen in einer feuchten Kompresse.

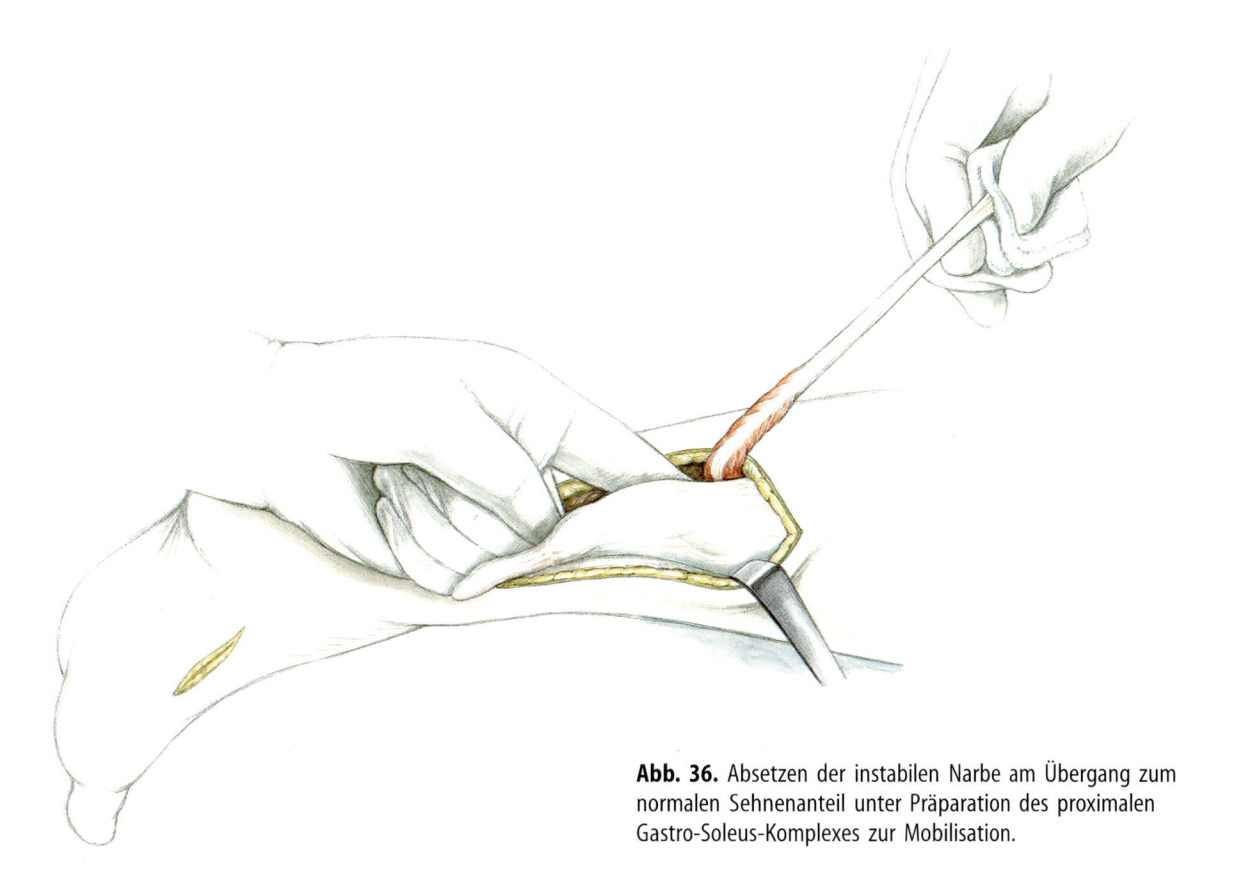

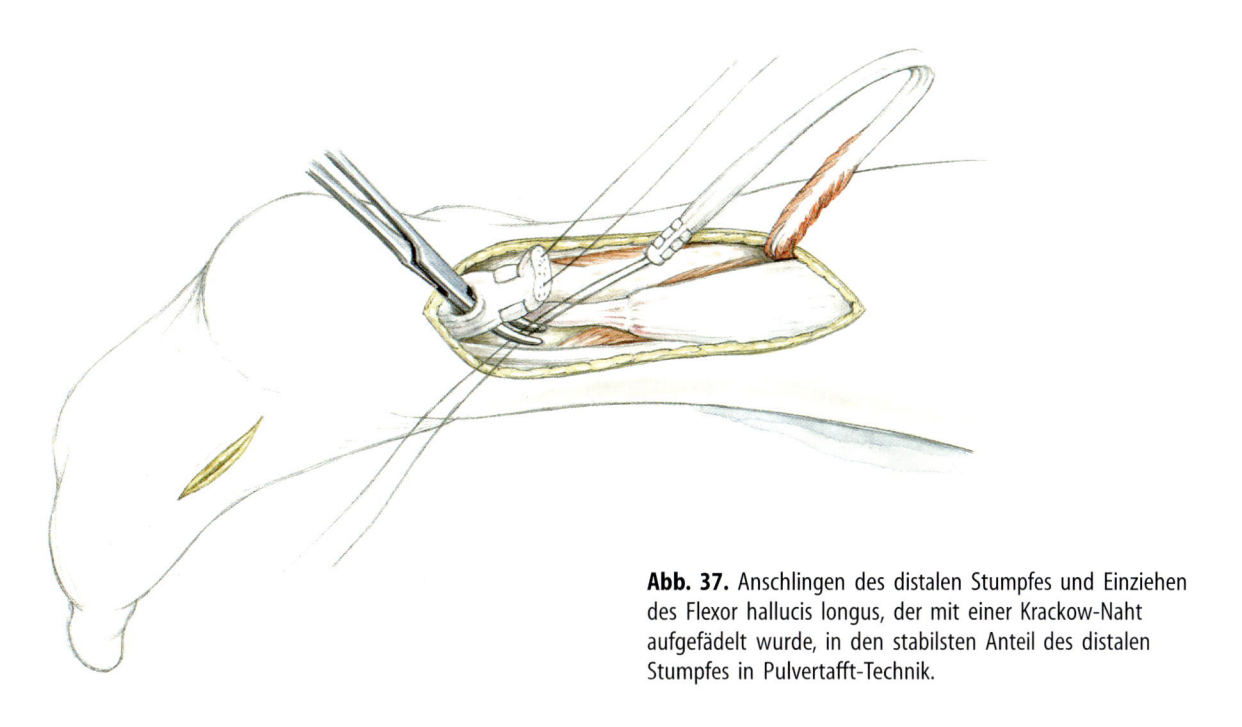

Abb. 36. Absetzen der instabilen Narbe am Übergang zum normalen Sehnenanteil unter Präparation des proximalen Gastro-Soleus-Komplexes zur Mobilisation.

Abb. 37. Anschlingen des distalen Stumpfes und Einziehen des Flexor hallucis longus, der mit einer Krackow-Naht aufgefädelt wurde, in den stabilsten Anteil des distalen Stumpfes in Pulvertafft-Technik.

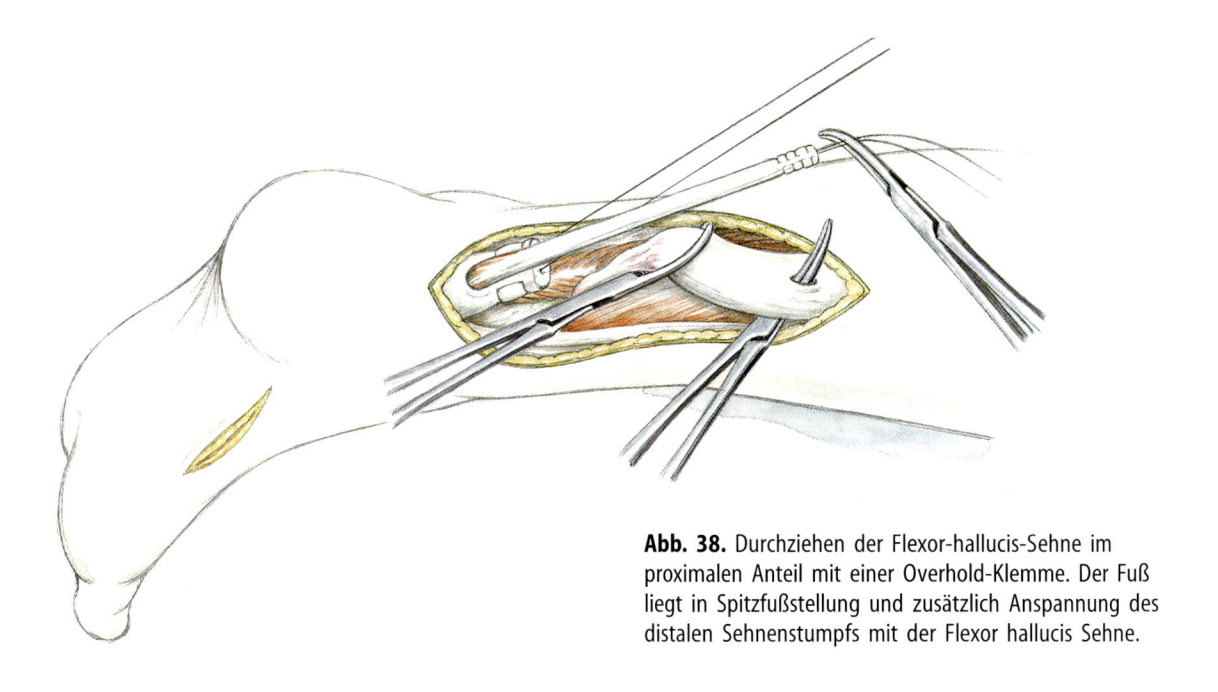

Abb. 38. Durchziehen der Flexor-hallucis-Sehne im proximalen Anteil mit einer Overhold-Klemme. Der Fuß liegt in Spitzfußstellung und zusätzlich Anspannung des distalen Sehnenstumpfs mit der Flexor hallucis Sehne.

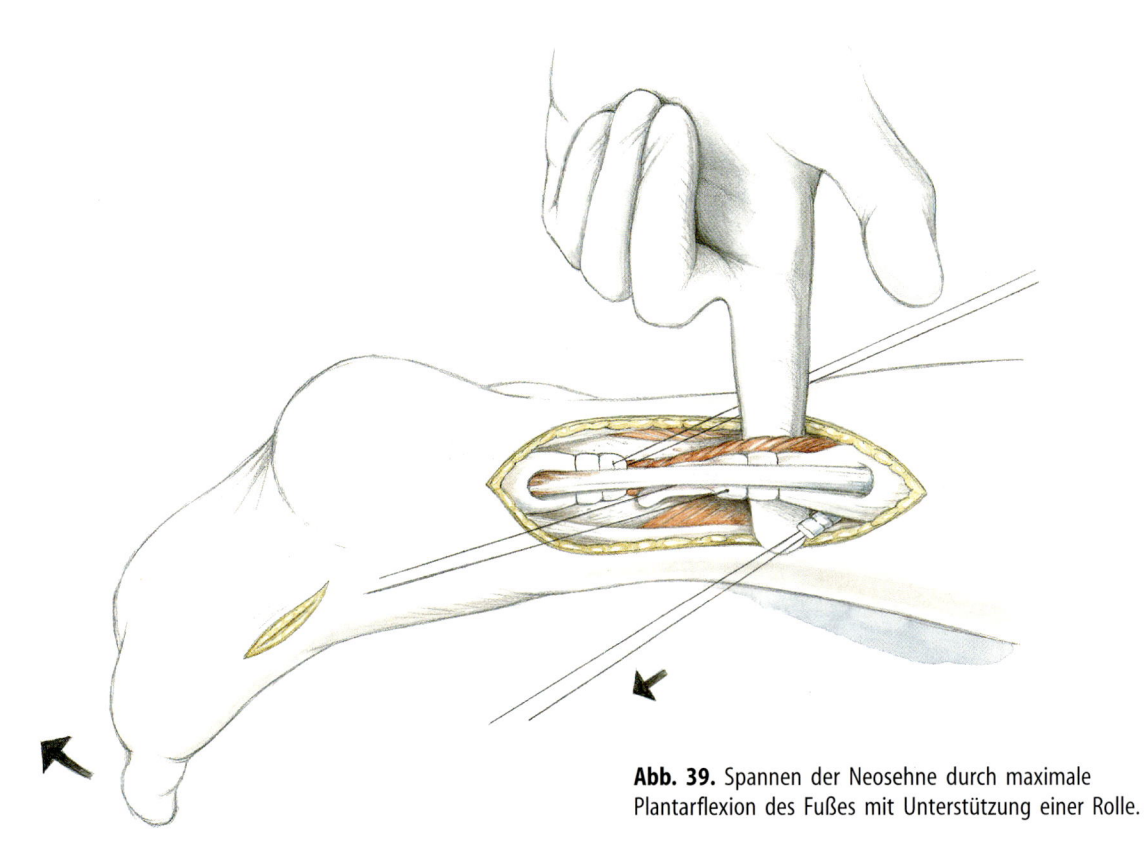

Abb. 39. Spannen der Neosehne durch maximale Plantarflexion des Fußes mit Unterstützung einer Rolle.

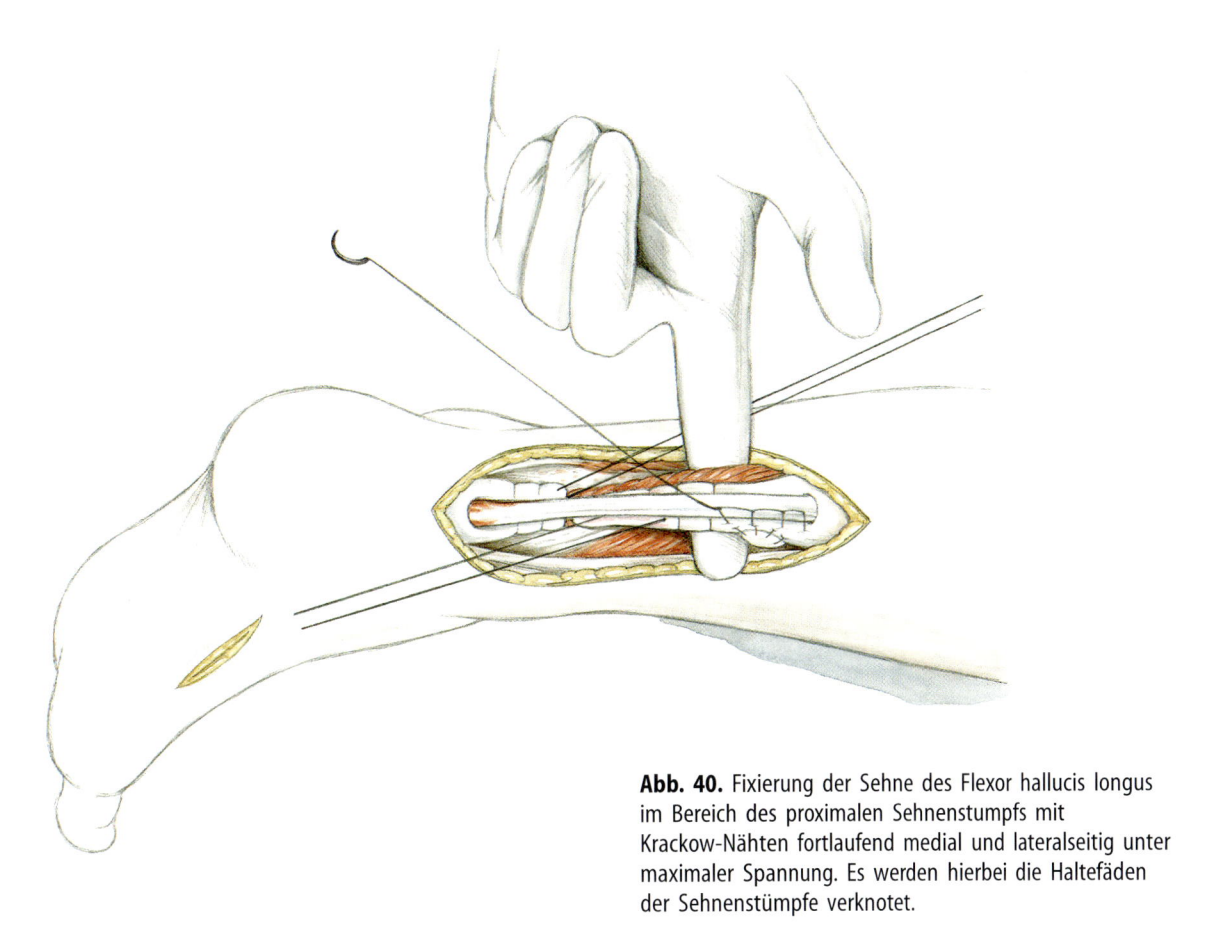

Chronische Rupturen 27

Abb. 40. Fixierung der Sehne des Flexor hallucis longus im Bereich des proximalen Sehnenstumpfs mit Krackow-Nähten fortlaufend medial und lateralseitig unter maximaler Spannung. Es werden hierbei die Haltefäden der Sehnenstümpfe verknotet.

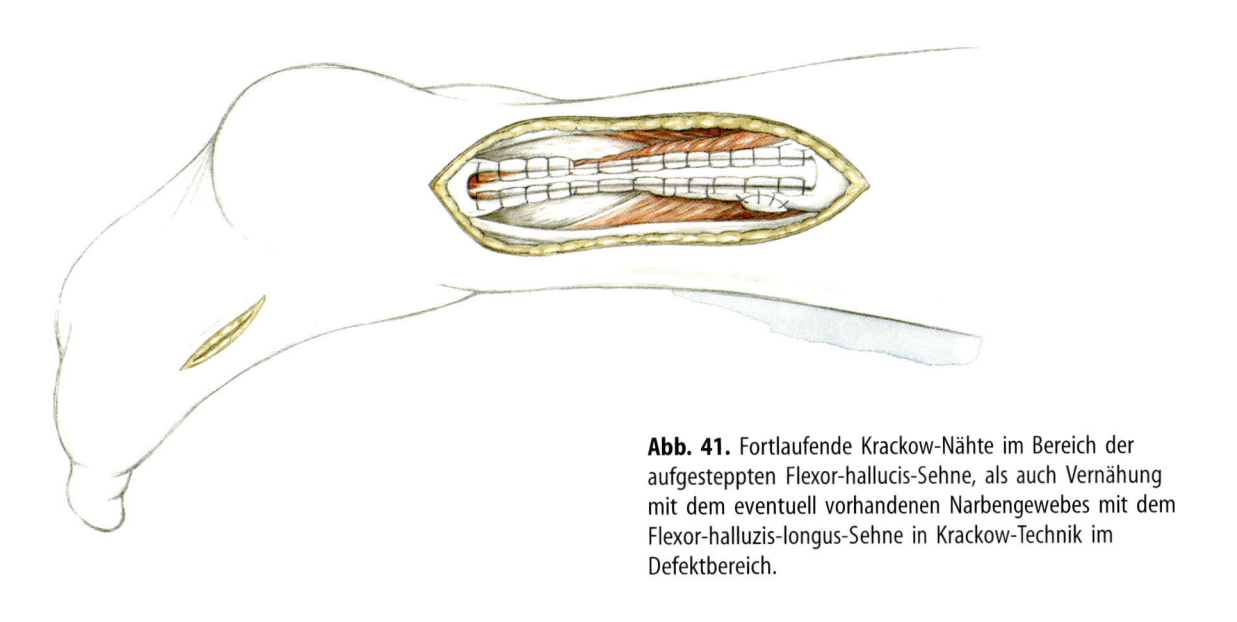

Abb. 41. Fortlaufende Krackow-Nähte im Bereich der aufgesteppten Flexor-hallucis-Sehne, als auch Vernähung mit dem eventuell vorhandenen Narbengewebes mit dem Flexor-halluzis-longus-Sehne in Krackow-Technik im Defektbereich.

Verkürzungstenotomie bei Achillessehnenverlängerung

Indikation

Sichtbare Verlängerung der Achillesehne (vermehrte Dorsalflexion) im Vergleich zur gesunden Seite mit eindeutiger klinischer Symptomatik im Sinne einer Funktionsverminderung. Die Indikation sollte nur bei merklichem Kraftverlust und entsprechender Behinderung gestellt werden. Bei einem geringen Kraftverlust kann dem Patienten durch eine Sehnenverkürzung eine Verbesserung der Funktion nicht garantiert werden, aufgrund der schon stattgehabten Wadenatrophie, die in vielen Fällen persistiert.

Kontraindikation

Geringe Funktionseinschränkungen im Kraftbereich von geringem Ausmaß. Genetisch bedingte Laxität des Bindegewebsapparates. Schwerwiegende Weichteilveränderungen mit einem hohen Risiko einer Weichteilkomplikation.

Nachbehandlung

Gipsbehandlung in deutlicher Spitzfußstellung (30°) je nach Wundheilung zwischen 2–3 Wochen, danach Variostabil-Therapieschuh, eventuell noch mit einer Absatzerhöhung von 3 cm bis zur 8.–10. Woche, danach Fersenerhöhung im normalen Schuh von 1 cm für 3 Monate. Das Übungsprogramm beinhaltet Übungen zum Gleiten der Sehne, leichte Kraftübungen in Bereich der Plantarflexion, sowie vorsichtige Redressierung anfänglich in die Neutralstellung bis zur geringen Dorsalextension. Prinzipiell gelten bei dieser Operation auch die schon erwähnten Kriterien für die Nachbehandlung.

Technik

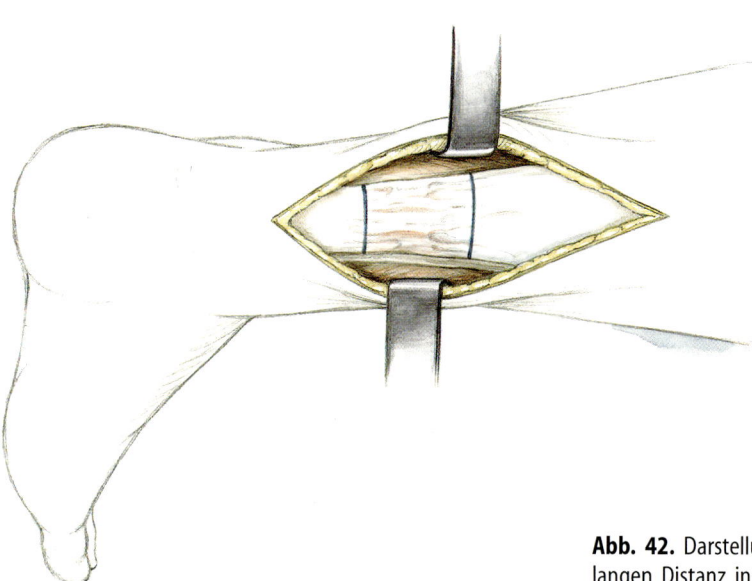

Abb. 42. Darstellung der Sehne. Markieren einer 5–7 cm langen Distanz in der Mitte des Sehnenspiels mit Blaustift.

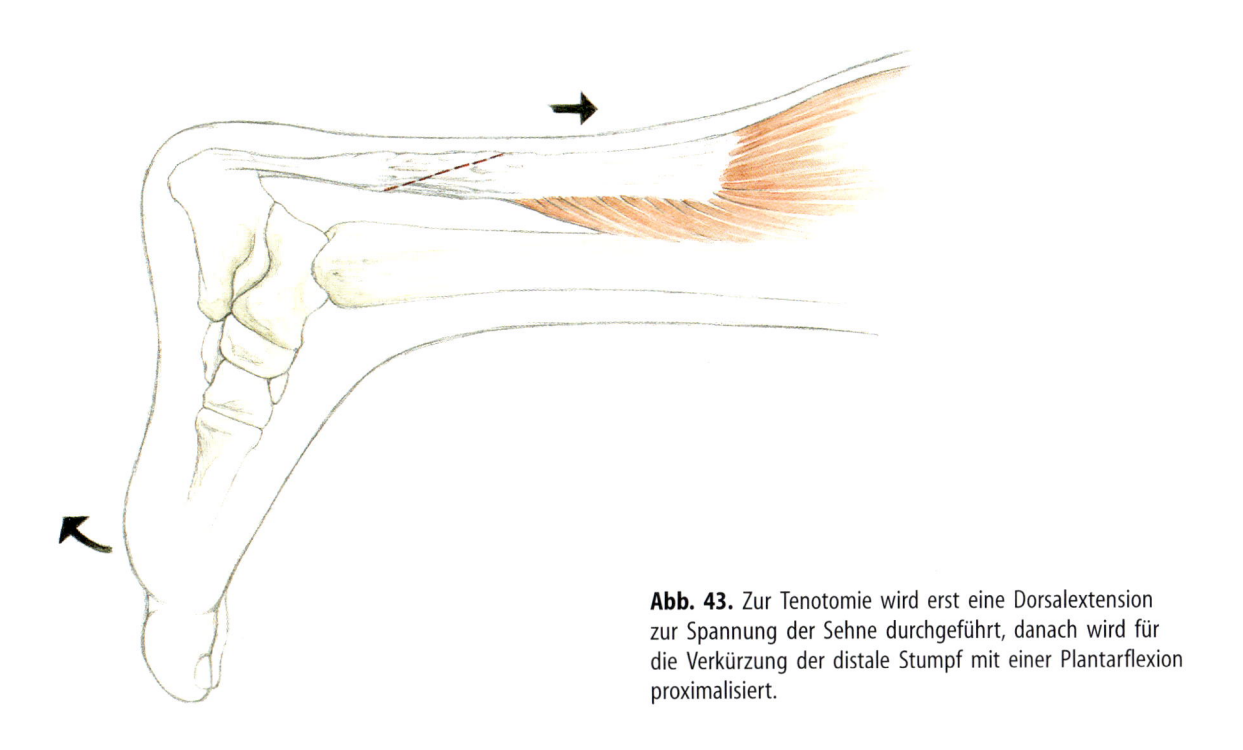

Verkürzungstenotomie bei Achillessehnenverlängerung 29

Abb. 43. Zur Tenotomie wird erst eine Dorsalextension zur Spannung der Sehne durchgeführt, danach wird für die Verkürzung der distale Stumpf mit einer Plantarflexion proximalisiert.

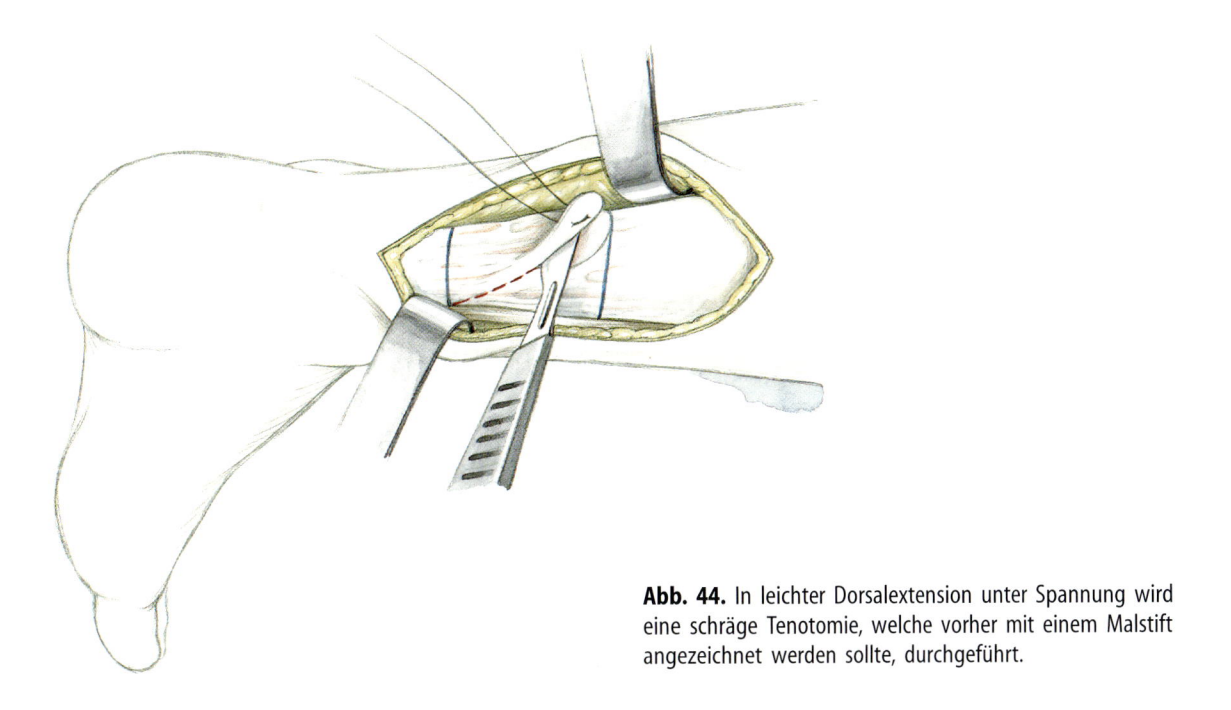

Abb. 44. In leichter Dorsalextension unter Spannung wird eine schräge Tenotomie, welche vorher mit einem Malstift angezeichnet werden sollte, durchgeführt.

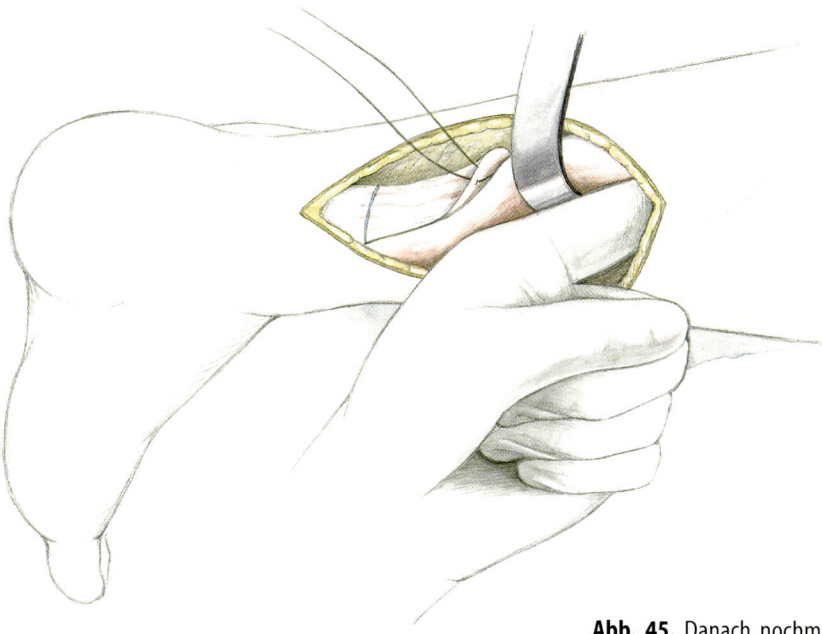

Abb. 45. Danach nochmals Mobilisation des Gastro-Soleus-Komplexes, da die Sehne meistens in proximalisierter Stellung adhärent ist.

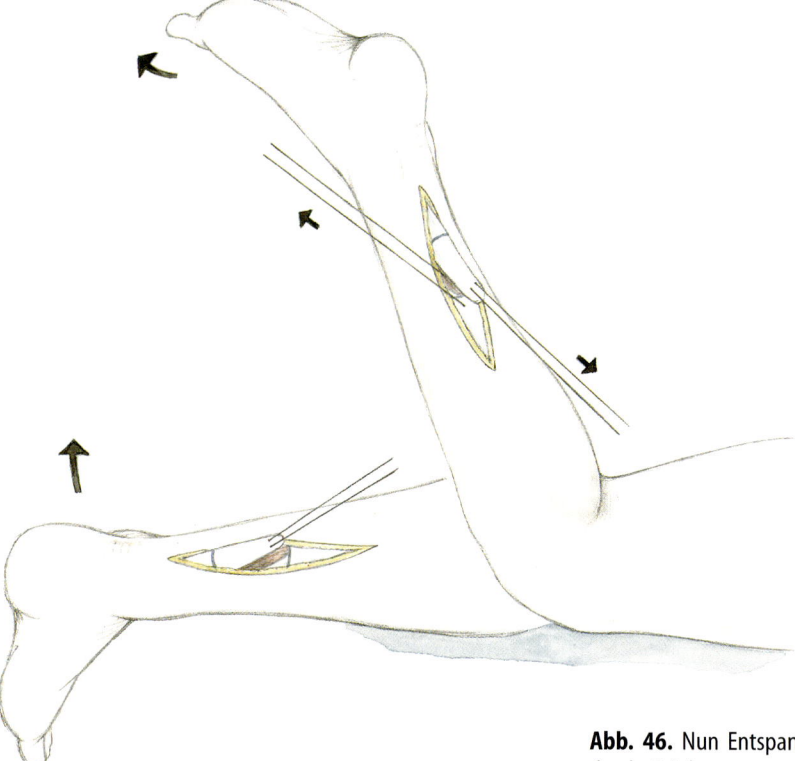

Abb. 46. Nun Entspannung des Gastro-Soleus-Komplexes durch Kniebeugung und Plantarflexion, um somit eine ausreichende Verkürzung zu ermöglichen.

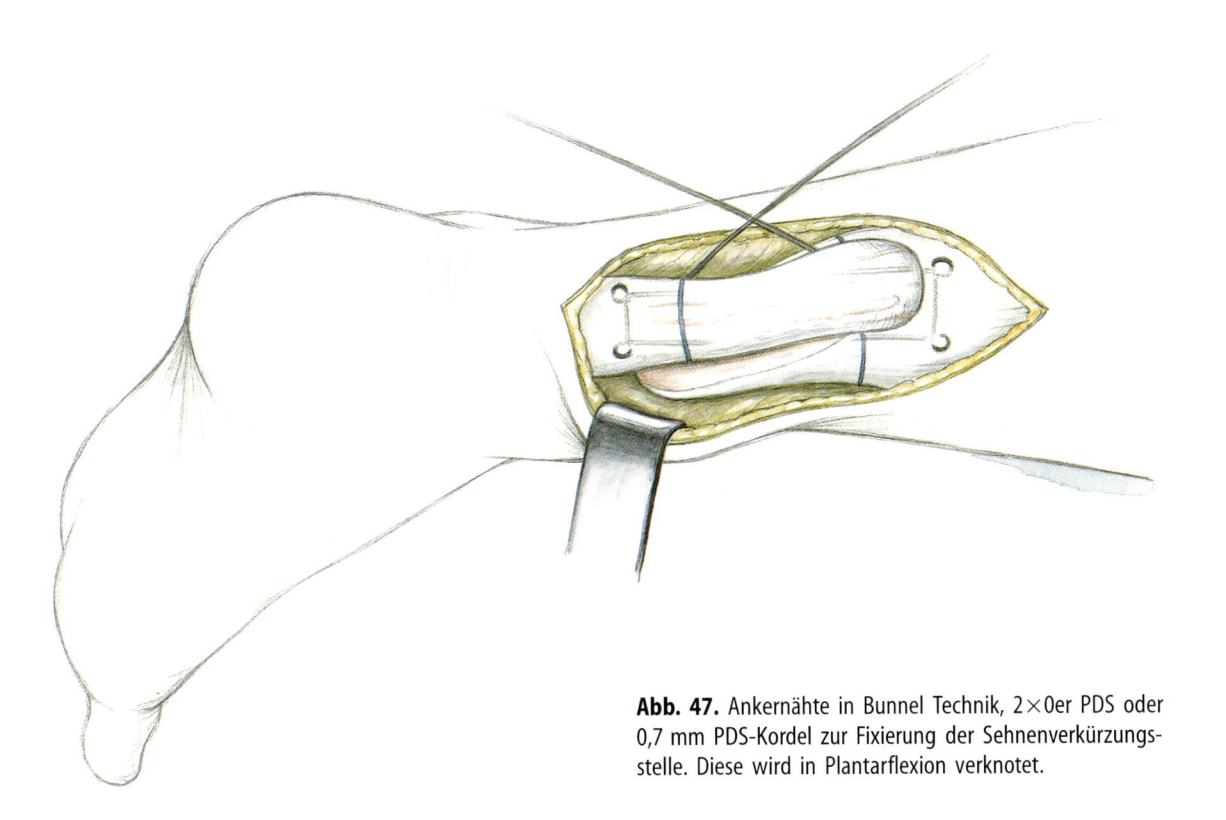

Verkürzungstenotomie bei Achillessehnenverlängerung 31

Abb. 47. Ankernähte in Bunnel Technik, 2×0er PDS oder 0,7 mm PDS-Kordel zur Fixierung der Sehnenverkürzungsstelle. Diese wird in Plantarflexion verknotet.

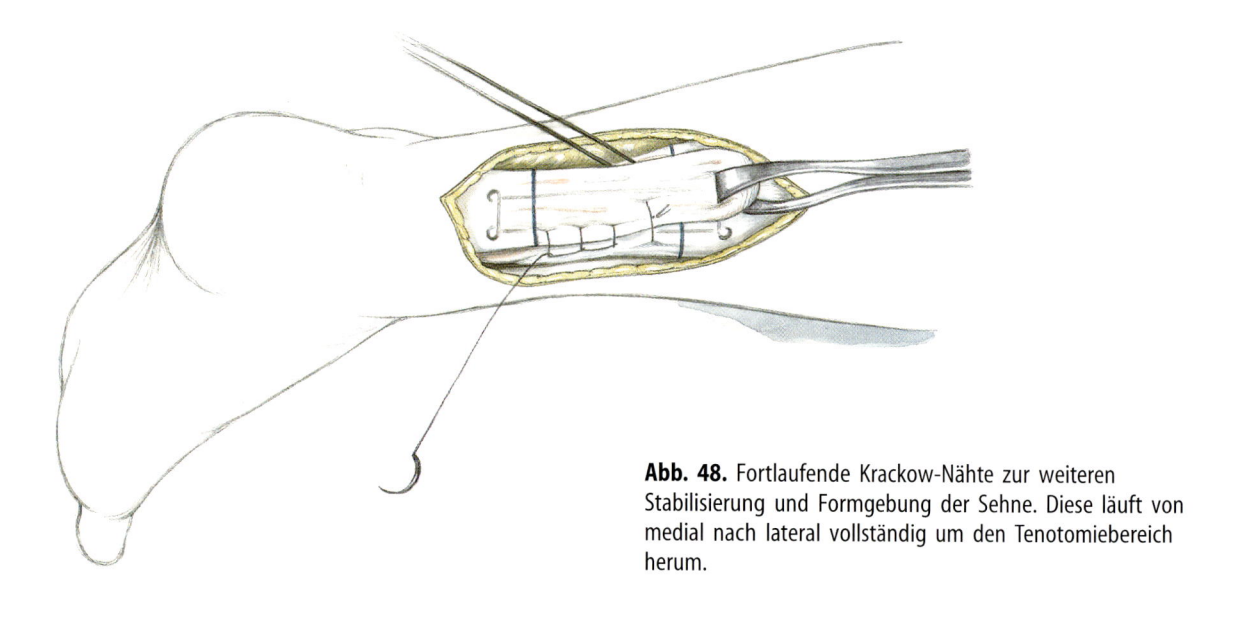

Abb. 48. Fortlaufende Krackow-Nähte zur weiteren Stabilisierung und Formgebung der Sehne. Diese läuft von medial nach lateral vollständig um den Tenotomiebereich herum.

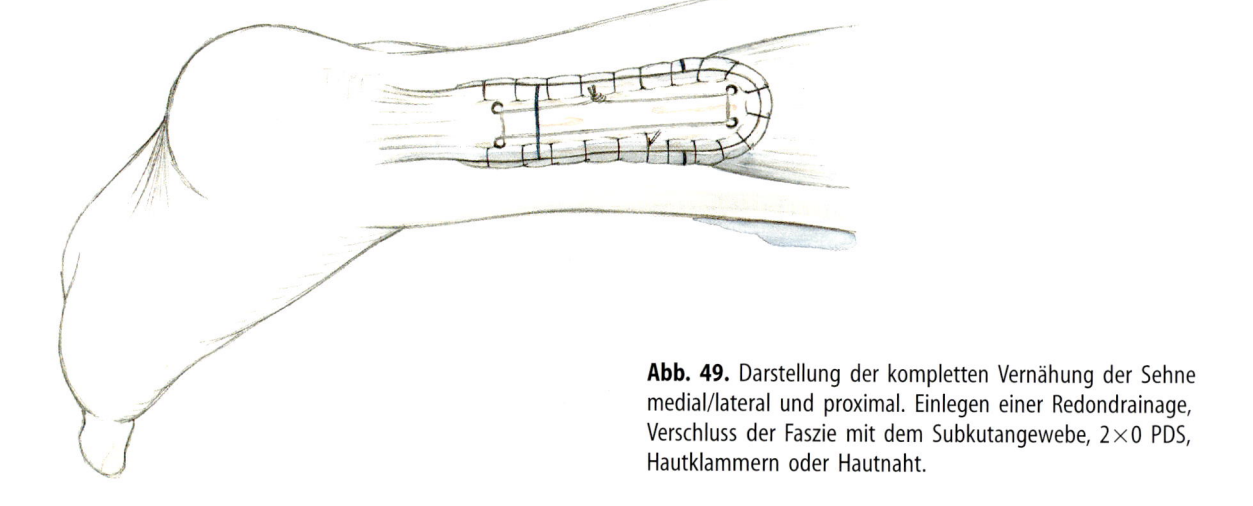

Abb. 49. Darstellung der kompletten Vernähung der Sehne medial/lateral und proximal. Einlegen einer Redondrainage, Verschluss der Faszie mit dem Subkutangewebe, 2×0 PDS, Hautklammern oder Hautnaht.

Achillessehnentendinosis

Indikation

Therapieresistente Schmerzen mit Funktionseinschränkungen im Bereich der Achillessehne. Bei massiver Verdickung der Achillessehne und persistierenden Schmerzintervallen von 3–6 Monaten, ist mit einer Restitutio ad integrum durch konservative Maßnahmen nicht zu rechnen. Auch bei Beschwerderückgang werden diese Patienten immer wieder Probleme mit der Achillessehne bekommen, von daher ist in diesen Fällen eine Indikation zur operativen Behandlung gegeben.

Kontraindikation

Allgemeiner Art wie z. B. schwerer Diabetes mellitus (mit zu befürchtenden schweren Weichteilkomplikationen)

Technik

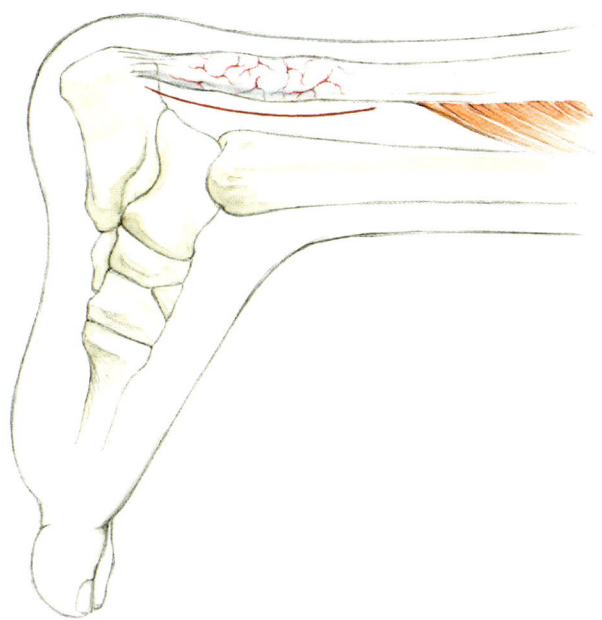

Nachbehandlung

Unterschenkel-L-Schiene in leichter Plantarflexion zur Weichteilbehandlung für 7 Tage. Danach weiterhin Teilbelastung (15 kg) für 10–14 Tage. Nach Augmentation des Debridements (z. B. Plantaris-Sehne) muss eine Gipsschiene angelegt werden. Die Weiterbehandlung sollte dann in einem Therapieschuh erfolgen. Am ersten postoperativen Tag Entfernung der Redondrainage, falls gelegt. Nach dem ersten postoperativen Tag Beginn der Bewegungsübungen im Sprunggelenk, Lymphdrainage für die Verbesserung der Gleitfähigkeit der Sehne. Das erste Ziel ist Schmerz- und Schwellungsreduktion und Wiederherstellung der Beweglichkeit im Bereich des oberen Sprunggelenkes. Im weiteren Verlauf Dehnübungen der Achillessehne über die gesamte Beugemuskelkette, Belastungsaufbau mit Schwimmen und Fahrradfahren, Joggen nicht vor der 12.–14. Woche.

Abb. 50. Hautschnitt am kaudalen Rand der tastbaren Verdickung der Achillessehne. Durchtrennung Subkutangewebe und Faszie.

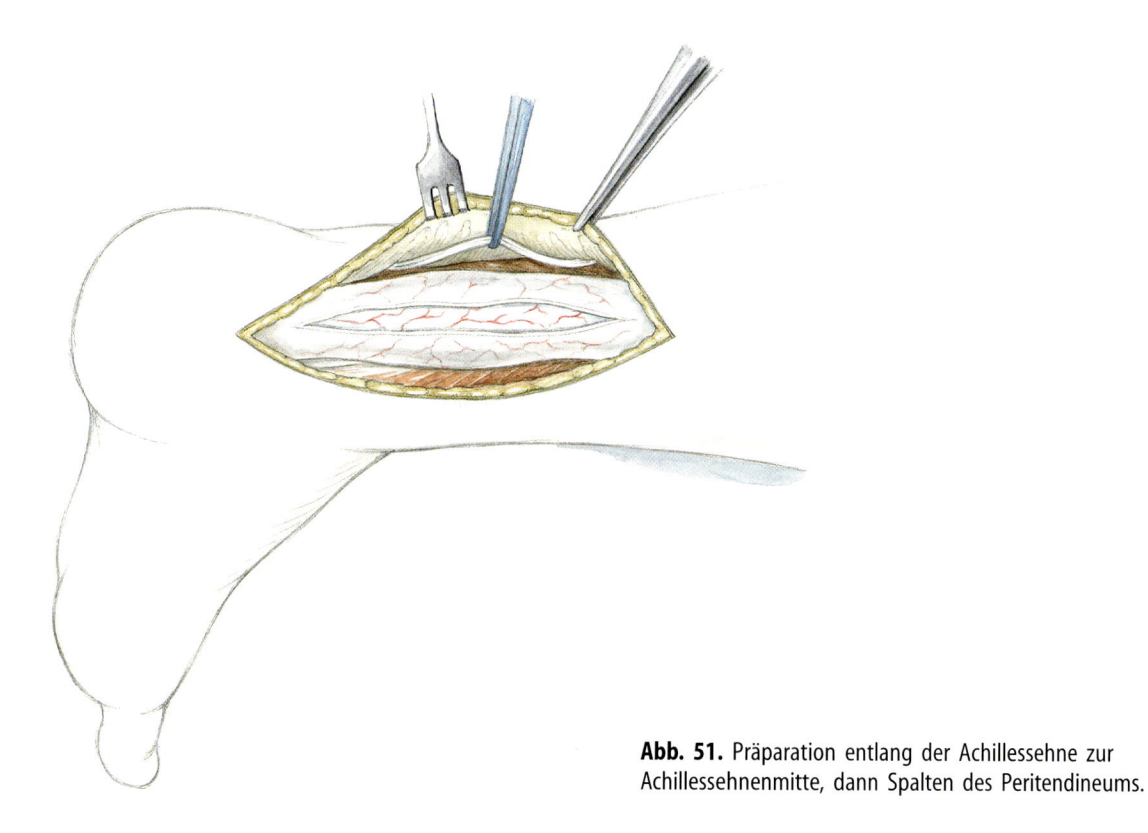

Abb. 51. Präparation entlang der Achillessehne zur Achillessehnenmitte, dann Spalten des Peritendineums.

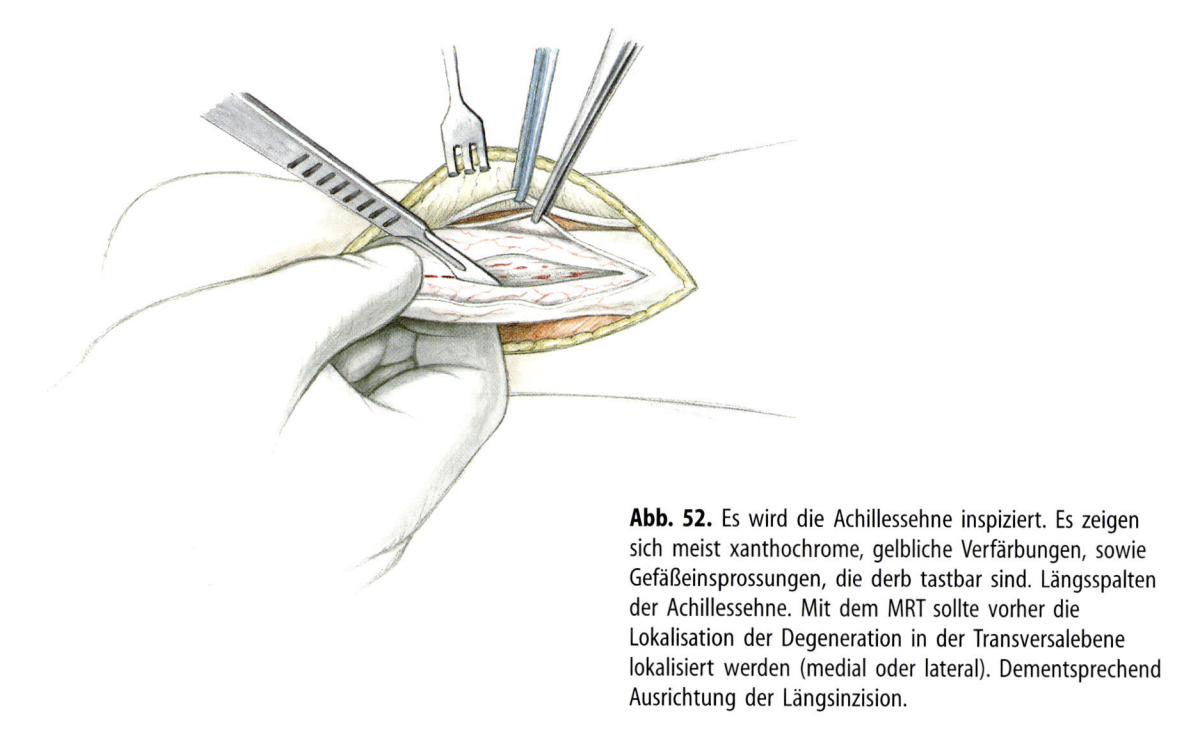

Abb. 52. Es wird die Achillessehne inspiziert. Es zeigen sich meist xanthochrome, gelbliche Verfärbungen, sowie Gefäßeinsprossungen, die derb tastbar sind. Längsspalten der Achillessehne. Mit dem MRT sollte vorher die Lokalisation der Degeneration in der Transversalebene lokalisiert werden (medial oder lateral). Dementsprechend Ausrichtung der Längsinzision.

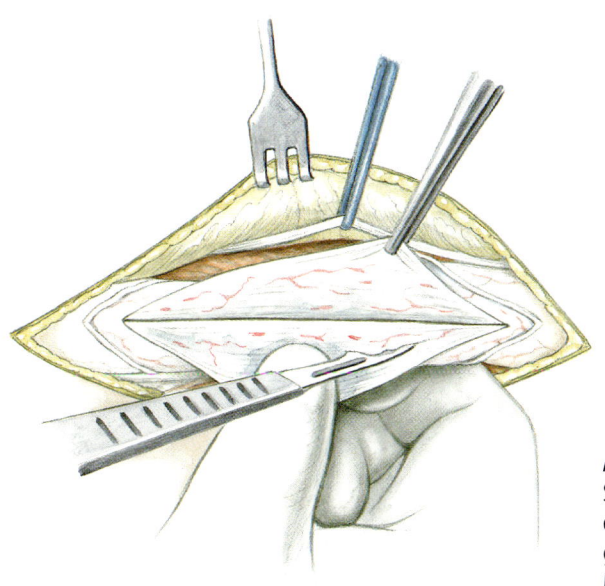

Abb. 53. Ausschälen sämtlicher degenerativ erscheinenden Strukturen. Dieses geschieht teilweise auch unter Palpation der Sehne, wobei diese zwischen Daumen und Zeigefinger genommen wird, um derbe Resistenzen zu ertasten, die Makroskopisch nicht eindeutig pathologisch erscheinen.

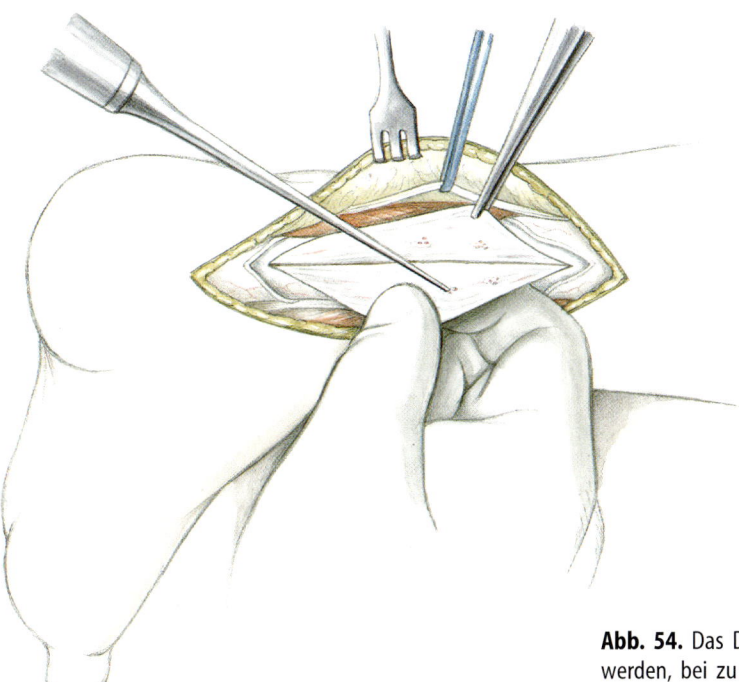

Abb. 54. Das Debridement muss radikal durchgeführt werden, bei zu starker Schwächung der Sehne muß eine Verstärkungsplastik (z. B. Plantarissehne) erfolgen. Einzelne kleinere Verhärtungen, die makroskopisch unauffällig erscheinen, werden mit einem Chondropic bzw. Mikrofrac perforiert, um somit eine neue Regeneration zu stimulieren.

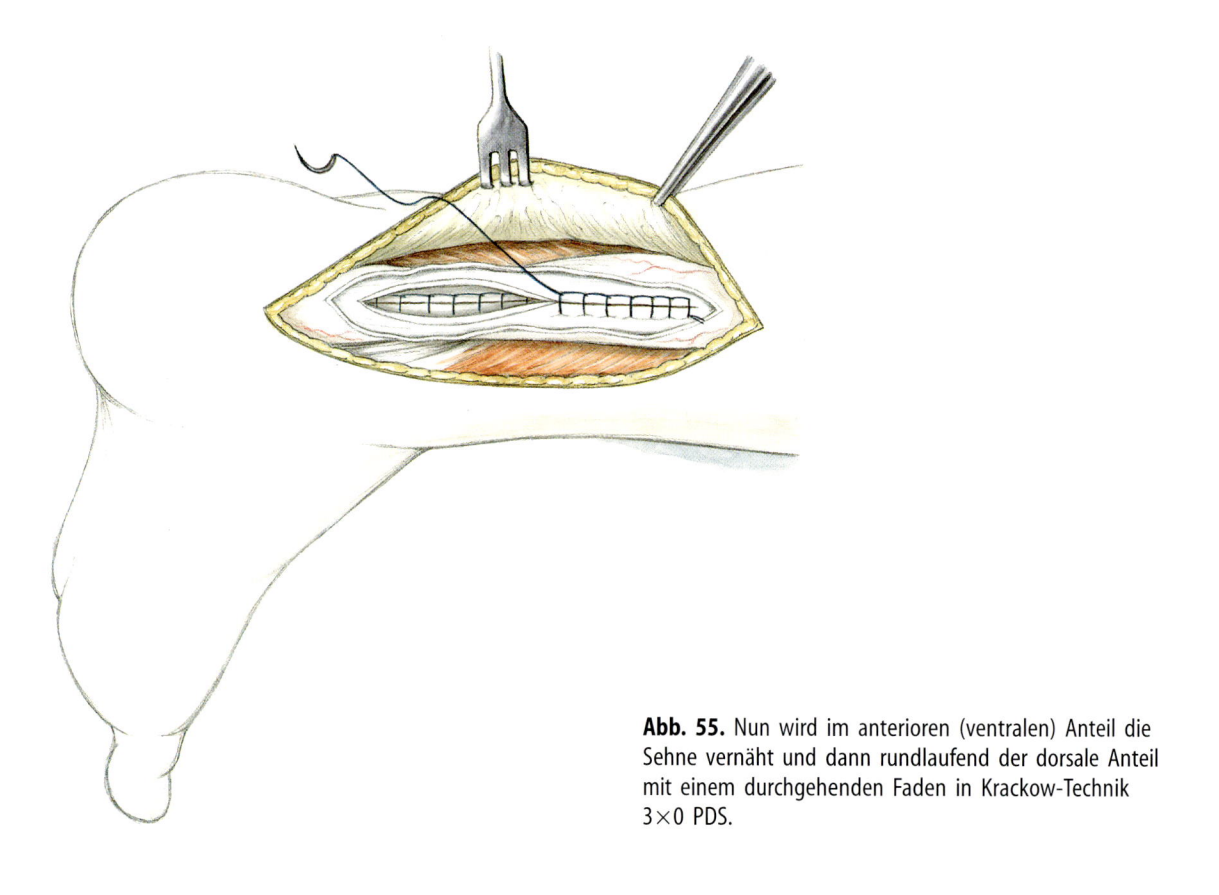

Abb. 55. Nun wird im anterioren (ventralen) Anteil die Sehne vernäht und dann rundlaufend der dorsale Anteil mit einem durchgehenden Faden in Krackow-Technik 3×0 PDS.

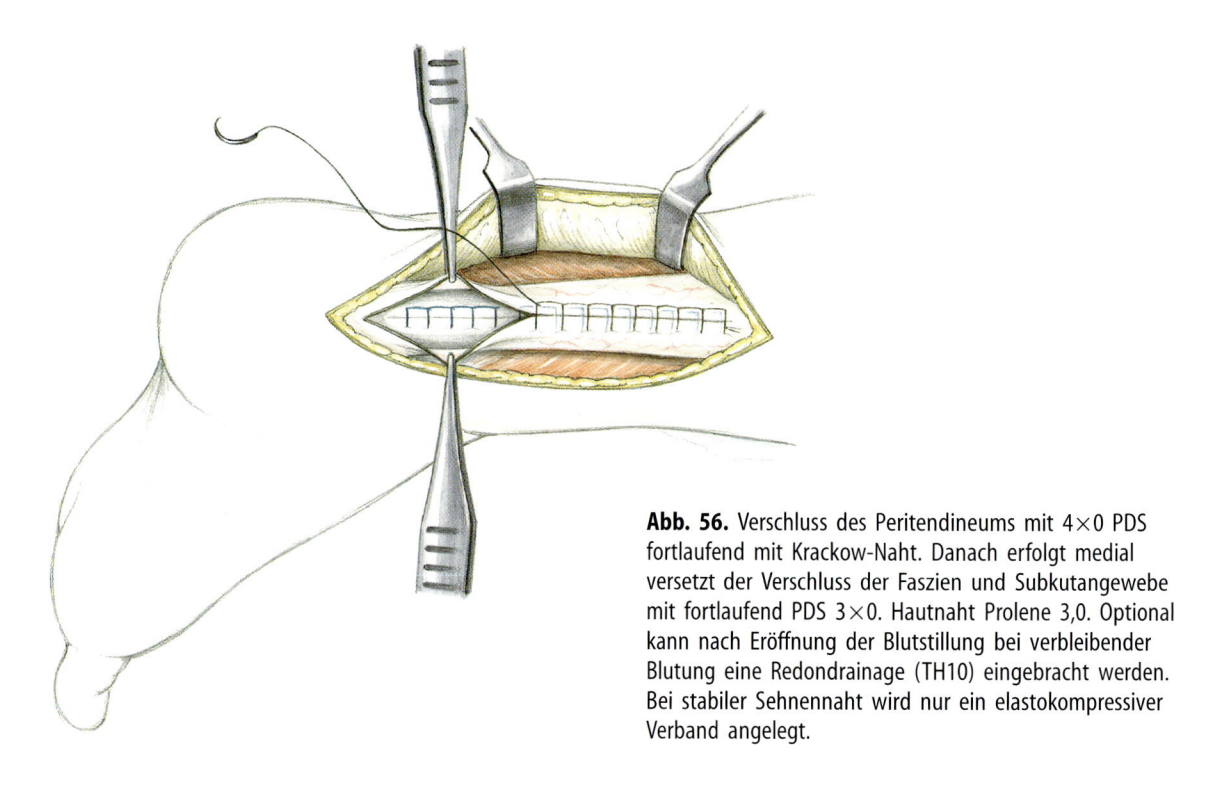

Abb. 56. Verschluss des Peritendineums mit 4×0 PDS fortlaufend mit Krackow-Naht. Danach erfolgt medial versetzt der Verschluss der Faszien und Subkutangewebe mit fortlaufend PDS 3×0. Hautnaht Prolene 3,0. Optional kann nach Eröffnung der Blutstillung bei verbleibender Blutung eine Redondrainage (TH10) eingebracht werden. Bei stabiler Sehnennaht wird nur ein elastokompressiver Verband angelegt.

2 Arthroskopie: Oberes Sprunggelenk

Allgemeine Bemerkungen

Operatives Set-up

Hautrasur im geplanten Inzisionsbereich unmittelbar vor Narkoseeinleitung, Anlegen einer Blutleere. Bei der Anästhesie ist eine Vollnarkose gewünscht, aufgrund der besseren Muskelrelaxation, Spinalanästhesie und Peridualanästhesie sowie Fußblock auch möglich, jedoch ist teilweise die Distraktion des Gelenkes sehr schwierig.

Lagerung

Standard – Rückenlagerung wie zur Kniegelenksarthroskopie. Abspreizen des nicht operierten Beines, die Blutmanschette wird weit nach proximal hochgeschoben, um somit eine Kompression der distal ansetzenden Gastrocnemius-Muskeln zu vermeiden. Dies führt zu einer verminderten Distraktionsfähigkeit des Gelenkes. Antibiotikaprophylaxe Cefalosporin 3. Generation oder ähnliches. Bei Arthroskopien nur perioperativ. Intraoperative Thromboseprophylaxe, niedermolekulare Heparininjektionen bei Narkoseeinleitung.

Mikrofrakturierung – Knorpelstimulierende Operationen

Operationsprinzip

Arthroskopischer Eingriff, Einschlagen von 2–3 mm tiefen Knochenperforationen in einem Abstand von 2–3 mm. Erstellung eines den gesamten Defekt bedeckenden Blutkoagels „superclot", der auf der rauhen Oberfläche haften bleibt. Hieraus Entwicklung eines Faserknorpels, durch die darin befindlichen Stammzellen und anderen induktiven Substanzen.

Gegenüber der Pridie-Bohrung Fehlen jeglicher Hitzeentwicklung, damit Verhinderung von Knochennekrosen im subchondralen Knochen, keine Beeinträchtigung der Stabilität in der subchondralen Schicht. Bei richtiger Technik können nicht nur im tangentialen Bereich Bohrungen durchgeführt werden, es kann der gesamte Defekt vollständig „bearbeitet werden".

Der Nachteil ist die Neubildung von Faserknorpel, wenig hyaliner Knorpel.

Indikation

Subchondrale Läsionen im Sinne einer Osteochondrosis dissecans. Degenerative osteochondrale Läsionen mit nur einem 4°-igen Knorpeldefektes bis zu einer Größe von 1,5–2,0 cm im Längs- und 1 cm im Querdurchmesser.

Kontraindikation

Anteromediale und -laterale Defekte bei chronisch anterolateraler Instabilität.

Morbus Ahlbeck, osteochondrale Läsionen mit subchondralen Zystenbildungen.

Fehlende Compliance für die Nachbehandlung.

Biologisch alte Patienten mit vermutlich reduzierter Stammzellenaktivität.

Spezielle Patientenaufklärung

Geringe Teilbelastung (15 kg) des Sprunggelenkes über 6–8 Wochen. Anwendung einer Elektromotorschiene mit passiven Bewegungen (CPM) für möglichst 6 Stunden täglich. Belastungsaufbau, in der weiteren Rehabilitationsphase mit Aquajogging sowie Fahrradfahren für mindestens 1/2 Jahr. Jogging, wenn überhaupt, frühestens nach 8 Monaten.

Operationstechnik

Anteromediales Auffüllen des Gelenkes mit 20 ml Ringerlaktat, medial der Tibialis-anterior-Sehne nach vorherigem Anzeichnen der Sehne und des Gelenkspaltes. Hierbei kommt es bei richtigen intraartikulären Infiltrationen durch Ausweiten der vorderen Gelenkkapsel beim Injizieren der Flüssigkeit zu einer passiven Plantarflexion. Perforation des Coriums mit einem 11-er Skalpell, Aufspreizen mit einer Moskitoklemme, sodass eine Verletzung der tiefer gelegenen Strukturen nicht möglich ist. Anwendung eines Small-Joint-Arthroskopes 2,7 mm oder 2,5 mm.

Eingehen mit dem Arthroskop und unter Diaphanoskopie (Gefäße, N. peronaeus superficialis!). Durchführen eines anterolateralen Zugangs, der in Höhe des M. peronaeus terzius liegt. Auch hier nur Perforation des Coriums und Eingehen in das Gelenk mit einer Moskitoklemme. Mit dem kleinen Small-Joint-Arthroskop gelingt es eigentlich sofort, bis in den Gelenkspalt vorzuschieben. Bei Voroperationen muss anfänglich und bei einer schweren Synovialitis mit einem Shaver 2,8 mm oder 3,8 mm eine partielle Synovektomie durchgeführt werden, um ein ausreichend klares Gesichtsfeld darzustellen. Anlegen der Weichteildistraktion. Diese besteht aus einer elastischen Binde, welche unterhalb des Malleolus medialis und lateralis verknotet wird, sowie zwei weiteren Schlingen, die medial und lateral eingezogen werden. Beim Anspannen der Schlinge kann diese über den Knöchel rutschen – somit wird das Instrumentationsfeld nicht behindert.

Der Assistent zieht sitzend, die Instrumentation ist medial vom Assistenten. Entsprechend der MRT-Befunde wird nun die Stabilität des Knorpels mit einem Tasthaken geprüft. Das tiefe Eintauchen in den subchondralen Bereich bei einem extrem weichen, teilweise völlig abgelösten Knorpel ist die Indikation für ein Debridement. Es wird mit einer feinen Spezialkürette der nekrotische osteochondrale Bereich angehoben und mit einer Fasszange in toto entfernt. Nun Erzeugen von senkrechten scharfkantigen Knorpelrändern bis zu dem Bereich, wo der Knorpel stabil fixiert ist.

Der **superomediale Zugang** wird unter arthroskopischer Sicht mit einer Kanüle vorbereitet, um den richtigen Einfallswinkel zu erreichen. Dann etwa 1 cm oberhalb des anteromedialen Zugangs wiederum Stichinzision mit dem 11er Skalpell, Durchtrennung des Coriums. Spreizen der Kapsel mit der Moskitoklemme und dann Einführen der schwanenhalsförmigen Ahle.

Mit einer 1,8er mm oder 2,2er mm Kugelfräse wird dann der Krater bzw. der subchondrale Bereich angefrischt. Anlegen eines superomedialen Zugangs, dann Einführen der schwanenhalsförmigen Ahle, welche für die Anwendung bei posteromedialer Mikrofrakturierung absolut obligat ist. Es wird nun gerade beim etwas tangentialen Einbringen der Ahle erst mit kleinen feinen Hammerschlägen die Spitze am richtigen Eintrittspunkt etwa 1 mm perforiert, um dann mit etwas festeren Schlägen bis auf 3–4 mm die Ahle vorzutreiben. Wichtig ist erst das vorsichtige Eintauchen, um nicht ein Abrutschen und damit eine Destruktion des Subchondralraumes durchzuführen. Mikrofrakturierung im Sinne eines Schachbrettmusters mit etwa 2–3 mm Zwischenräumen. Nach Beendigung der Mikrofrakturierung nochmals Glätten und Entfernung von kleinen Knochenanteilen mit Shaver und Kugelfräse. Hierbei sollte ein anatomisch gekrümmter Shaver zur Anwendung kommen, um somit die Oberfläche ohne Verletzung anderer Knorpelanteile zu erreichen. Nach Beendigung der Operation Infiltration mit Carbostesin/Morphium etwa 10 ml im Bereich der

Einstichstellen und auch im Bereich des Gelenkes. Verschluss der anteromedialen und anterolateralen Einstichstelle. Es folgt eine kompressive Wicklung, Hochlagerung. Es erfolgt kein Verschluss der superomedialen Portale. Hier besteht meistens ein ausreichendes Subkutangewebe, welches sich spontan verschließt, sodass postoperativ die Gelenkflüssigkeit ablaufen kann.

Am ersten postoperativen Tag wird die superomediale Einstichstelle mit einem Steristrip verschlossen.

Nachbehandlung

Postoperativ Hochlagerung deutlich über Oberkörperniveau, leichte Bewegungsübung und Lymphdrainage, leichte Dehnübung in der Sagittalebene des OSG, Dorsal- und Plantarflexion, Lymphdrainage am ersten Tag und Dehnübungen unter geringer Distraktion des Gelenkes. Ab dem 2. Tag CPM-Maschine mit zunehmender Steigerung, Cryo-cuff-Schuh.

Osteochondrosis dissecans

Technik

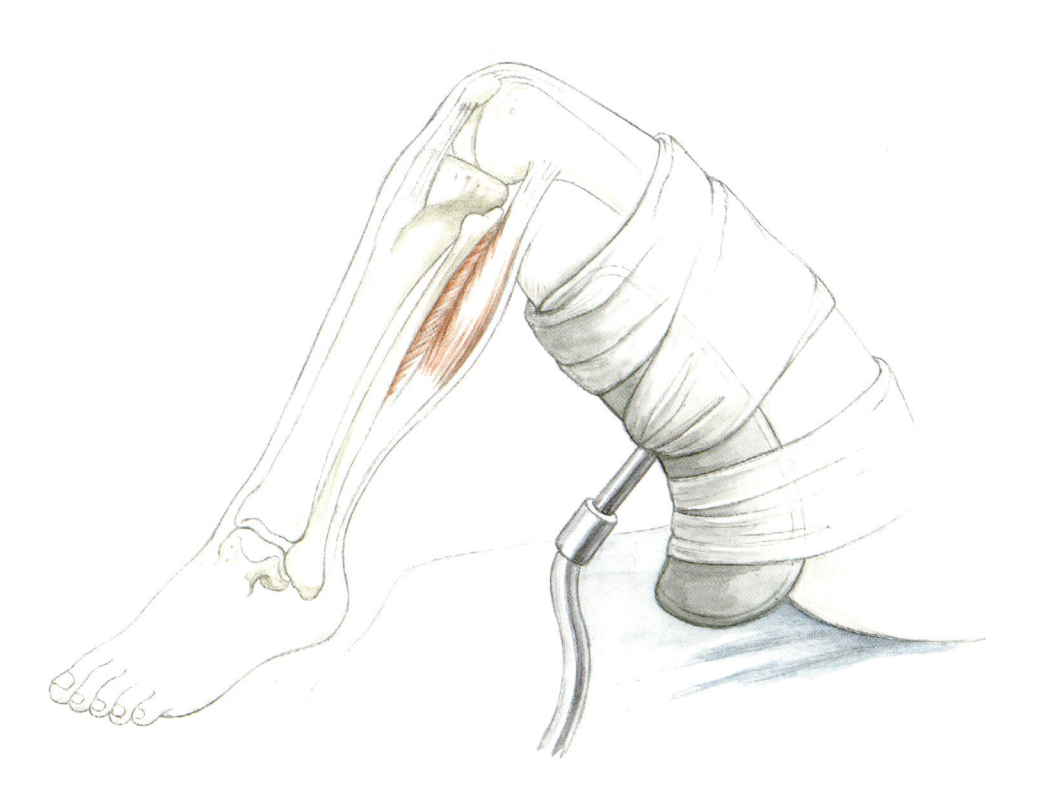

Abb. 1. Die Standardlagerung für die OSG-Arthroskopie wird am hängenden Bein durchgeführt. Hierbei kann ein normaler Kniearthroskopiehalter genommen werden oder eine Führungsstütze zur Steinman-Lagerung. Entscheidend ist das Freihalten der proximalen Gastrocnemiusköpfe, so dass keine Spannung auf den Gastro-Soleus-Achillessehnenkomplex entsteht.

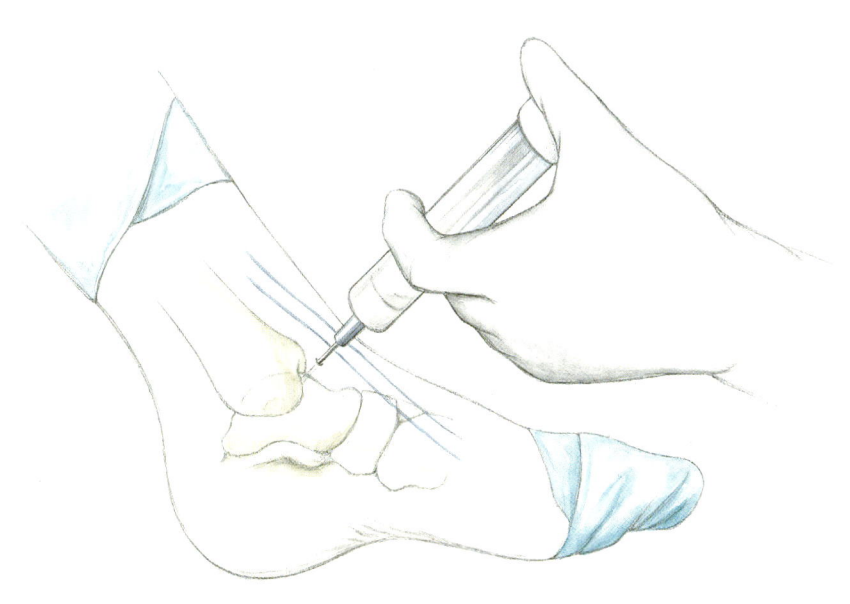

Abb. 2. Auffüllen des Gelenkes nach Palpation des Gelenkspaltes medial der Tibialis-anterior-Sehne mit etwa 20 m^3 Ringer-Lactat – etwas nach lateral zur Gelenkmitte einführen, um eine iatrogene Verletzung des Knorpels zu vermeiden.

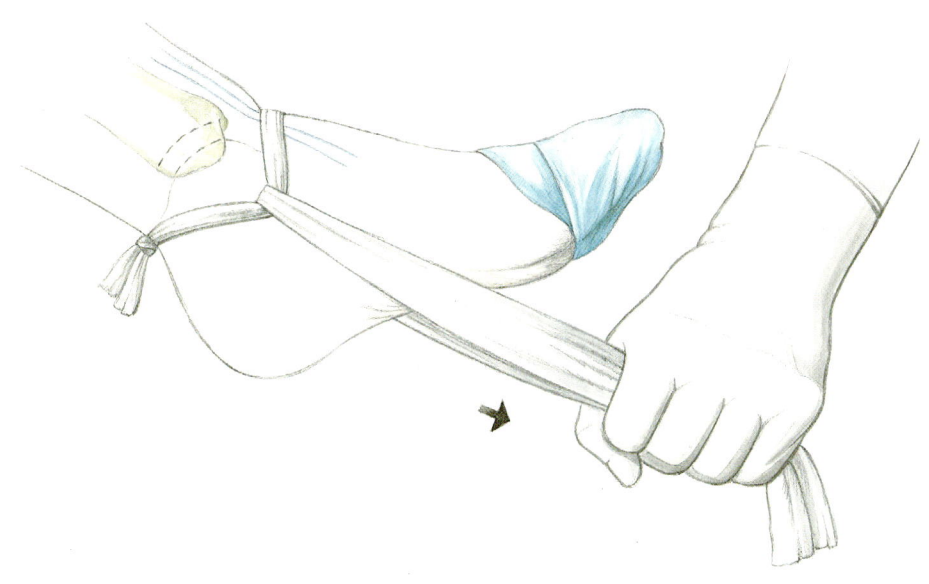

Abb. 3. Atraumatische Gelenkdistraktion. Hierbei wird mit einer elastischen Binde ein Zügel beidseitig um das Sprunggelenk gelegt, sodass der Assistent gut ziehen kann. Der Assistent sollte lateral sitzen, um die Arthroskopie nicht zu behindern.

Osteochondrosis dissecans 41

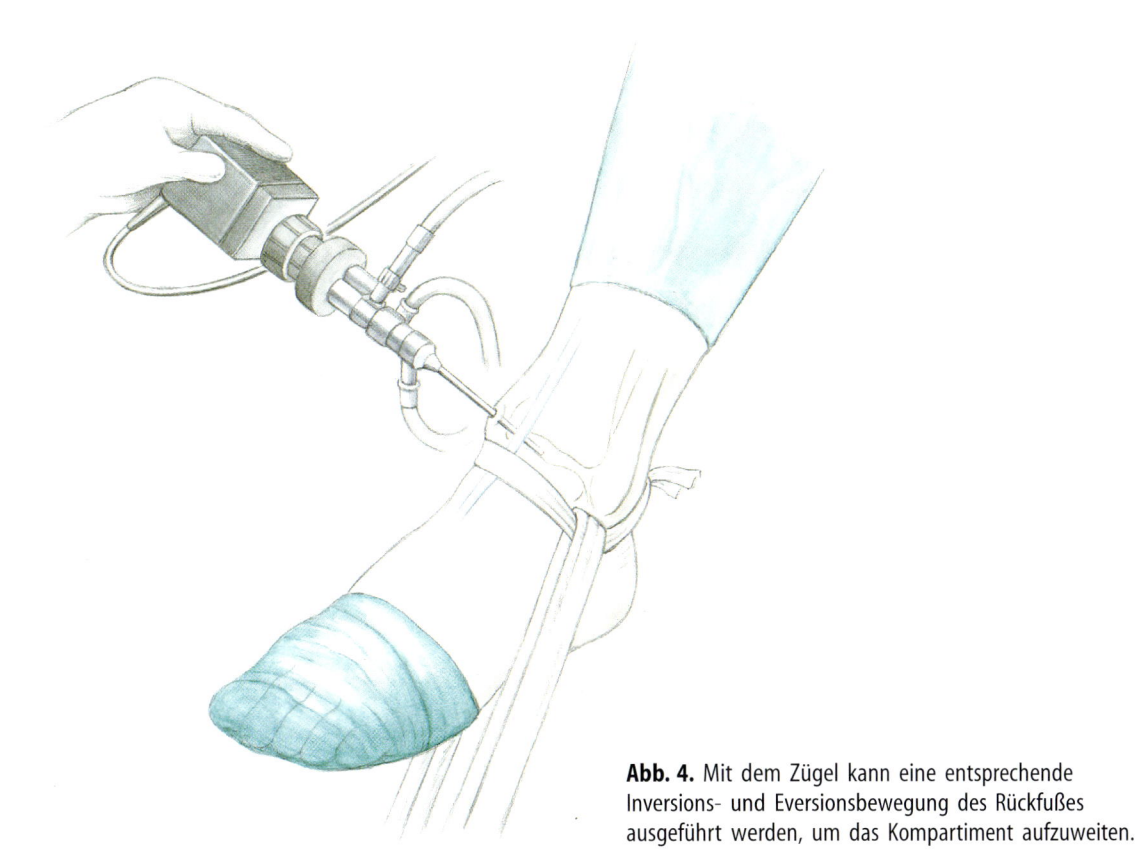

Abb. 4. Mit dem Zügel kann eine entsprechende Inversions- und Eversionsbewegung des Rückfußes ausgeführt werden, um das Kompartiment aufzuweiten.

Debridement

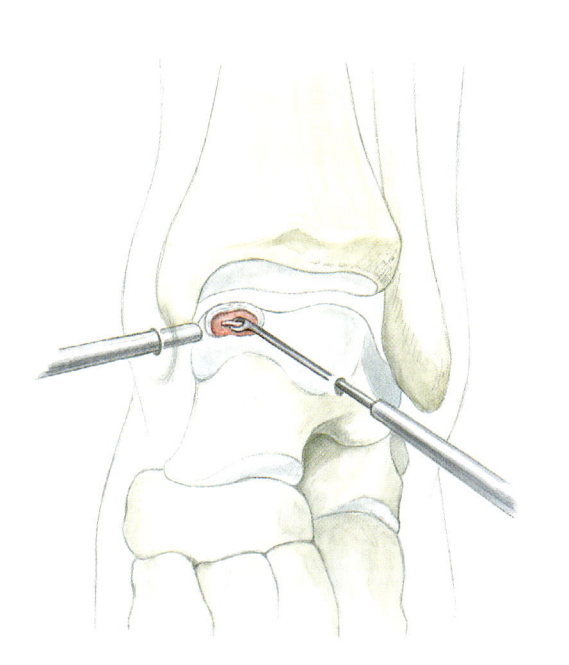

Abb. 5. Debridement des osteochondritischen Herdes mit einer Spezialkürette, hierbei werden alle subchondral gelösten Teile scharf abgesetzt, sodass eine feste scharfe Kante entsteht. Entsprechend den intraoperativen Bedingungen kann die Arthroskopie/Instrumentation auch von lateral/medial erfolgen. Bei supero-medialer Instrumentation erfolgt die Arthroskopie häufig von lateral.

Mikrofrakturierung

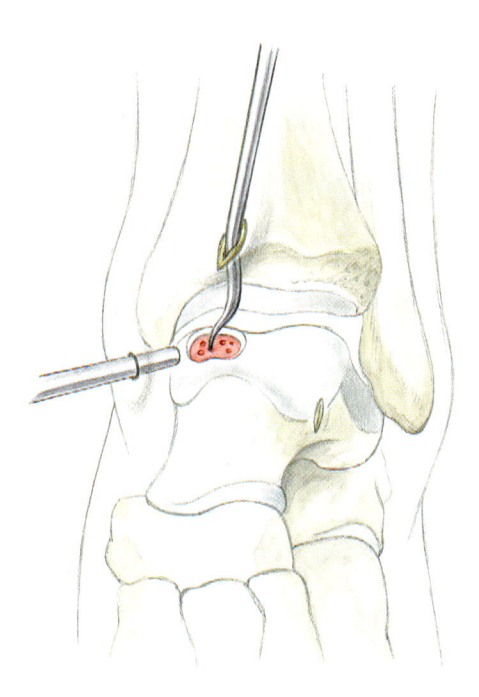

Abb. 7. Durchführung einer Mikrofrakturierung über superomedialen Zugang, hierbei sollte eine Schwanenhalsform der perforierenden Ale gewählt werden, da hiermit auch eine Mikrofrakturierung in den posteriomedialen Anteilen gelingt.

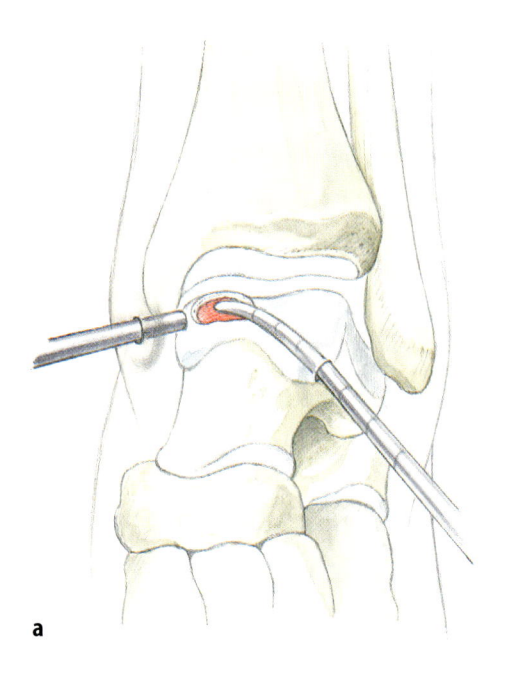

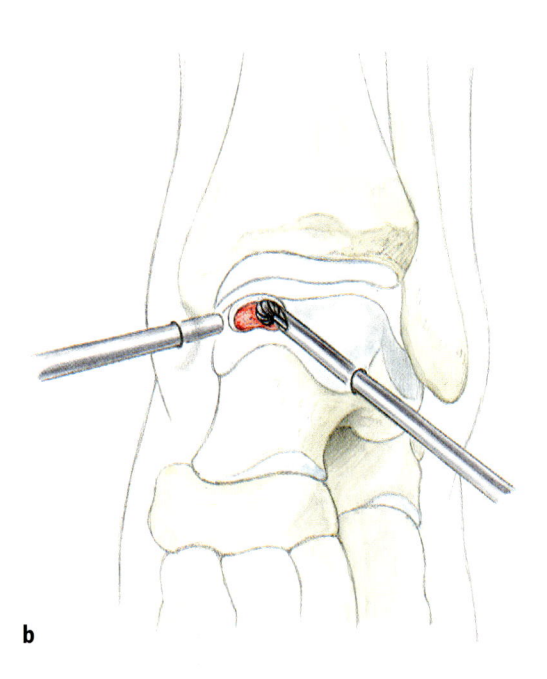

Abb. 6. a Mit dem gewölbten Shaver wird der Herd debridiert. **b** Subchondrales Anfrischen mit einer Kugelfräse.

Anteriores Impingement

Operatives Set-up

Die Lagerung erfolgt analog der Arthroskopie des oberen Sprunggelenkes. Operationsprinzip: Es werden mit einem 5 mm Spezialmeißel über einen medialen oder lateralen Zugang, osteophytäre Ausziehungen medial oder lateral entfernt. Danach Eingehen mit einer Kugelfräse und Abfräsen sowie Glätten verbliebener Osteophyten. Zur Kontrolle wird das Arthroskop über das superiomediale Portal eingeführt, ob eine komplette Resektion erfolgt ist. Wesentlich ist auch das primäre Ablösen der Kapsel im Bereich des distalen Tibiaplafonts, um zusätzlich auch einen Kapselrelease durchzuführen. Dies erfolgt mit dem Shaver, kann aber auch stumpf mit dem Raspatorium von dem anterolateralen oder anteromedialen Zugang aus erfolgen. Bei starker Synovialitis wird am Ende der Operation neben der Lokalanästhesie ein wasserlösliches Kortikoidsteroid (z. B. Celestan) injiziert.

Indikation

Schmerzhafte Einklemmung bei Dorsalextension und im Sport, besonders unter Belastung.

Kontraindikation

Schwere arthrotische Veränderungen mit osteophytären Ausziehungen, die bei dem Ausmaß der Operation zu keiner Schmerzfreiheit führen werden. In diesem Falle sind endoprothetische Versorgungen angebracht.

Spezielle Patientenaufklärung

Teilbelastung des Sprunggelenkes (15 kg), je nach Ausmaß der Schwellung für 5–10 Tage. Belastungsaufbau schrittweise, Sportbelastung mit Fahrradfahren und Aquajogging.

Nachbehandlung

Sofortige Bewegungsübungen, Gabe von nicht steroidalen Antiphlogistika für 10–14 Tage. Das Ziel der Nachbehandlung ist das Erreichen der vollen Beweglichkeit vor allen Dingen für die Dorsalextension. Abklingen der Schwellung und Schmerzen, danach zunehmender Belastungsaufbau mit Ellipsentrainer, Fahrradfahren und Aquajogging bei gut verheilten Einstichkanälen.

Technik

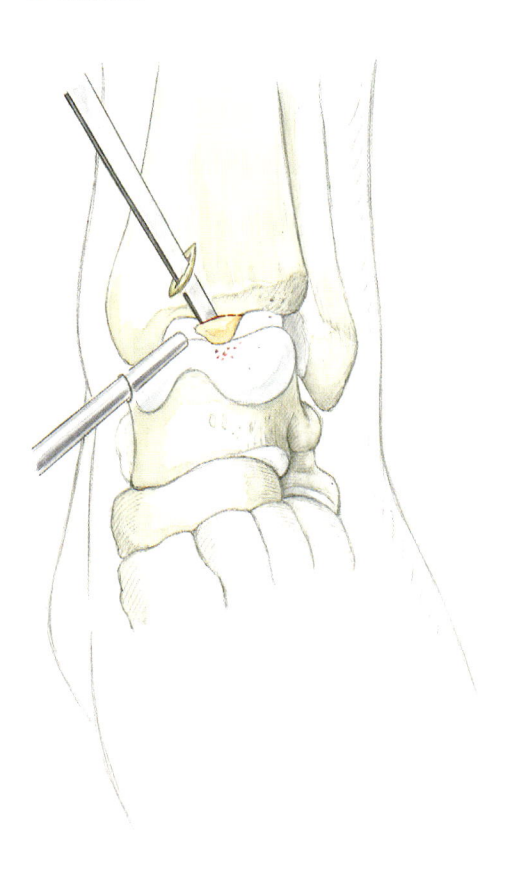

Abb. 8. Anteromedialer oder anterolateraler Arbeitszugang für das Arthroskop.

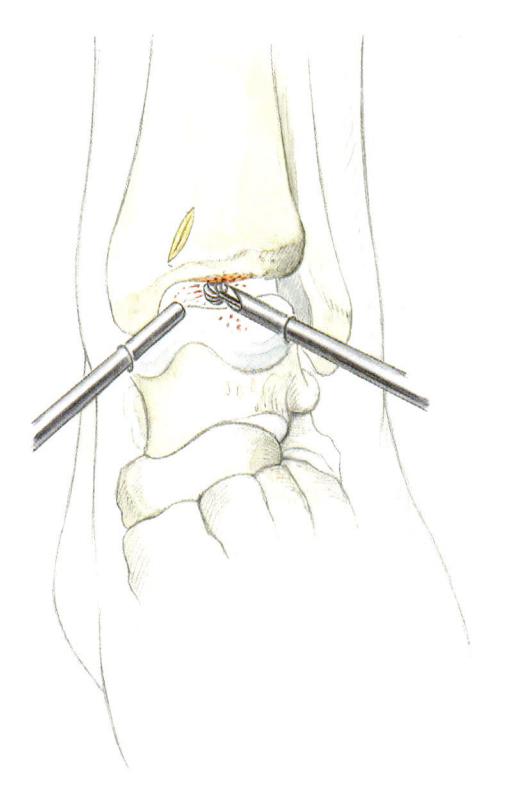

Abb. 9. Superomedialer Arbeitszugang. Mit einem 5 mm Meisel wird die anteriore Lippe abgeschlagen. Dann Glätten und Nachresezieren mit der Kugelfräse entweder vom anterolateralen oder anteromedialen Zugang, aber auch vom superomedialen. Die Kontrolle der ausreichenden Knochenresektion wird durch das Einführen des Arthroskops in den superomedialen Zugang durchgeführt, da so die Resektion am Besten dargestellt werden kann.

3 Arthroskopie: Unteres Sprunggelenk

Allgemeine Bemerkungen

Operatives Set-up

Die Operation erfolgt in Blutleere, der Patient ist seitlich gelagert, das gesunde Bein wird abgepolstert, um Nervenlähmungen im Bereich des N. peronaeus und des N. suralis zu vermeiden. Das zu operierende Bein liegt auf einem Polsterkissen von etwa 20 cm Höhe, das Sprunggelenk hängt über, sodass eine Inversion zur Eröffnung des Subtalargelenkes durchgeführt werden kann. Eventuelle zusätzliche Traktion mit Schlingenbandage.

Das Gelenk wird sowohl über den anterolateralen Zugang als auch über den posterolateralen Zugang mit 10–15 ml Ringer-Lactat aufgefüllt. Da bei posttraumatischen Zuständen häufig aufgrund der Verwachsungen das Gelenk nicht sofort einzusehen ist, muss – ähnlich wie bei einer subakromialen Resektion – erst ein Weichteildebridement durchgeführt werden. In der Situation wird über den zweiten anterolateralen Zugang trianguliert, so dass hierbei der Resektor im Arthroskop dargestellt wird. Die Weichteilresektion erfolgt dann in Richtung des Gelenkes im Sinne einer Arthrolyse.

Bei steifen Gelenken (z. B. nach Kalkaneusfrakturen) kann über eine leichte Erweiterung des Zugangs im Sinne eines Ollier-Zugangs mit einem Arthrodesespreizer das Gelenk geöffnet werden und darüber instrumentiert, bis die Arthrolyse soweit erfolgt ist, dass sich das Gelenk selbstständig gut öffnen lässt.

Operationsprinzip bei Arthrolyse und Mikrofrakturierung

Es wird erst im Bereich des Sinus tarsi eine komplette Arthrolyse duchgeführt. Leitstrukturen sind hierbei nach distal das Ligamentum talocalcaneare interosseum, dann Umschwenken nach lateral, nachdem der anteriore Anteil der posterioren Facette und die Talusrolle zu sehen ist. Anlegen eines posterolateralen Zugangs unter arthrokopischer Sicht. Entfernung von Narben mit dem Spezial-Saugpunch (2,5 mm) und Eingehen von posterior in das Gelenk und sukzessive Resektion der teilweise total verklebenden Narbenplatten im Subtalargelenk.

Nachdem die Übersicht gelungen ist wird von posterolateral das Arthroskop eingeführt und dann nochmals im anterioren Anteil zum Bereich des Sinus tarsi hin, die anterioren Anteile der posterioren Facette debridiert. Die Durchführung der Mikrofrakturierung erfolgt über den posterolateralen, unter Einstellung des Arthroskopes vom anterolateralen Zugang.

Indikation

Osteochondrosis dissecans im Bereich des Subtalargelenkes, sowohl talar als auch kalkanear. Arthrofibrose im Subtalargelenk (z. B. Z. n. Kalkaneusfrakturen, Prozessus-lateralis-tali-Frakturen und Ähnlichem).

Kontraindikation

Schwerste Arthrose des Subtalargelenkes. Hier sollte eventuell eine arthroskopisch assistierte subtalare Arthrodese in der gleichen Sitzung erfolgen. Grenzbereiche der Indikation sind natürlich erhebliche Einsteifung, wobei die technische Durchführung der Arthroskopie schwierig ist. Hier sollte ein halb offenes arthroskopisches Verfahren zur Mobilisation des Gelenkes angewendet werden. Bei der geringen Weichteiltraumatisierung, liegt der große Vorteil in der geringeren postoperativen Morbidität mit frühzeitiger Mobilisation des Gelenkes in der Nachbehandlung.

Spezielle Patientenaufklärung

Teilbelastung über 14 bis 21 Tage, um die Schwellung zu reduzieren, dass so ein maximales Erreichen der Beweglichkeit gelingt. Bei Markstimulationen wie Mikrofrakturierungen gerade im unteren Sprunggelenk fehlen zum jetzigen Zeitpunkt noch langfristige Ergebnisse, so dass Patienten gut aufgeklärt werden müssen, dass doch erhebliche Beschwerden zurückbleiben können. Fehlende Compliance für die Nachbehandlung, sowie ein Alter über 60 Jahre mit reduzierter Stammzellenaktivität bei Mikrofrakturierung sind eingeschränkte Indikation.

Nachbehandlung

Postoperativ sollte mit einem Peronealkatheter gearbeitet werden, um kontinuierlich eine Schmerzfreiheit mehrfach am Tage zu erzeugen. Es werden manuelle Techniken angewendet. Zudem erfolgen auch Bewegungsübungen mit der CPM-Maschine, die sowohl Dorsalplantarflexionen als auch Inversion-Eversion durchführen kann. Fortführung der CPM-Maschine für 4 Wochen (Rezeptierung nach Hause), Gabe von Chondroitinsulfat und/oder Glucosamine (z. B. Dona 200 S für Knorpelaufbauunterstützung). Teilbelastung (15 kg) für 4 Wochen, Belastungsaufbau mit Ellipsentrainer, Aquajogging und Fahrradfahren. Von Joggen sowie von regelmäßiger Durchführung von Impaktsportarten (3–10-faches Körpergewicht!!) sollte, bei einem erheblichen Knorpelschaden, abgeraten werden.

Mikrofrakturierung bei osteochondralen Läsionen

Technik

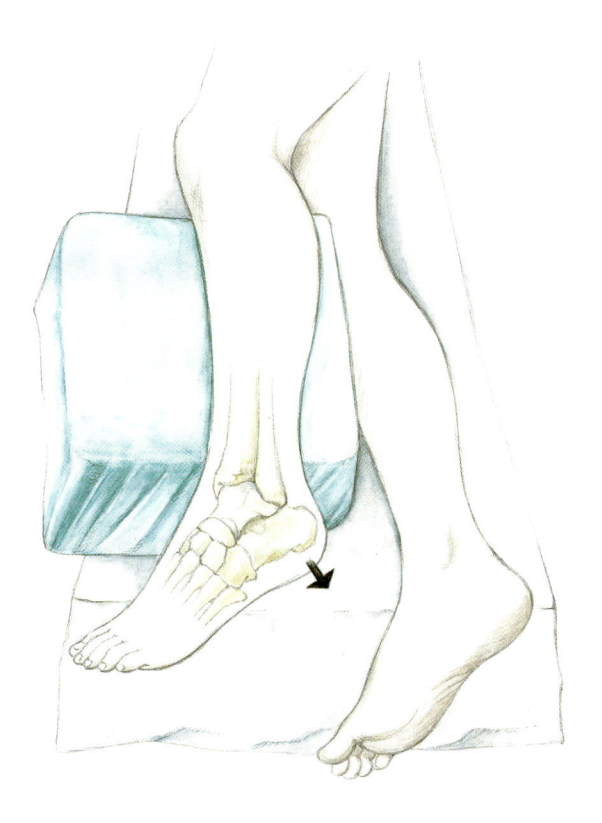

Abb. 1. Der Patient wird in Seitenlagerung platziert unter entsprechender Polsterung des nicht operierten Beines, zum Schutze des Nervus peronaeus und auch im Bereich des Nervus suralis am Fußende. Das zu operierende Bein wird so über ein etwa 20 cm hohes Lagerungskissen gelegt, so dass im oberen Sprunggelenk der Rückfuß invertiert werden kann. Die „klassische" Distraktion ermöglicht häufig keine wesentliche Öffnung des Subtalargelenkes, von daher ist eine Distraktion mit Inversion die einzige Möglichkeit das Subtalargelenk zu öffnen.

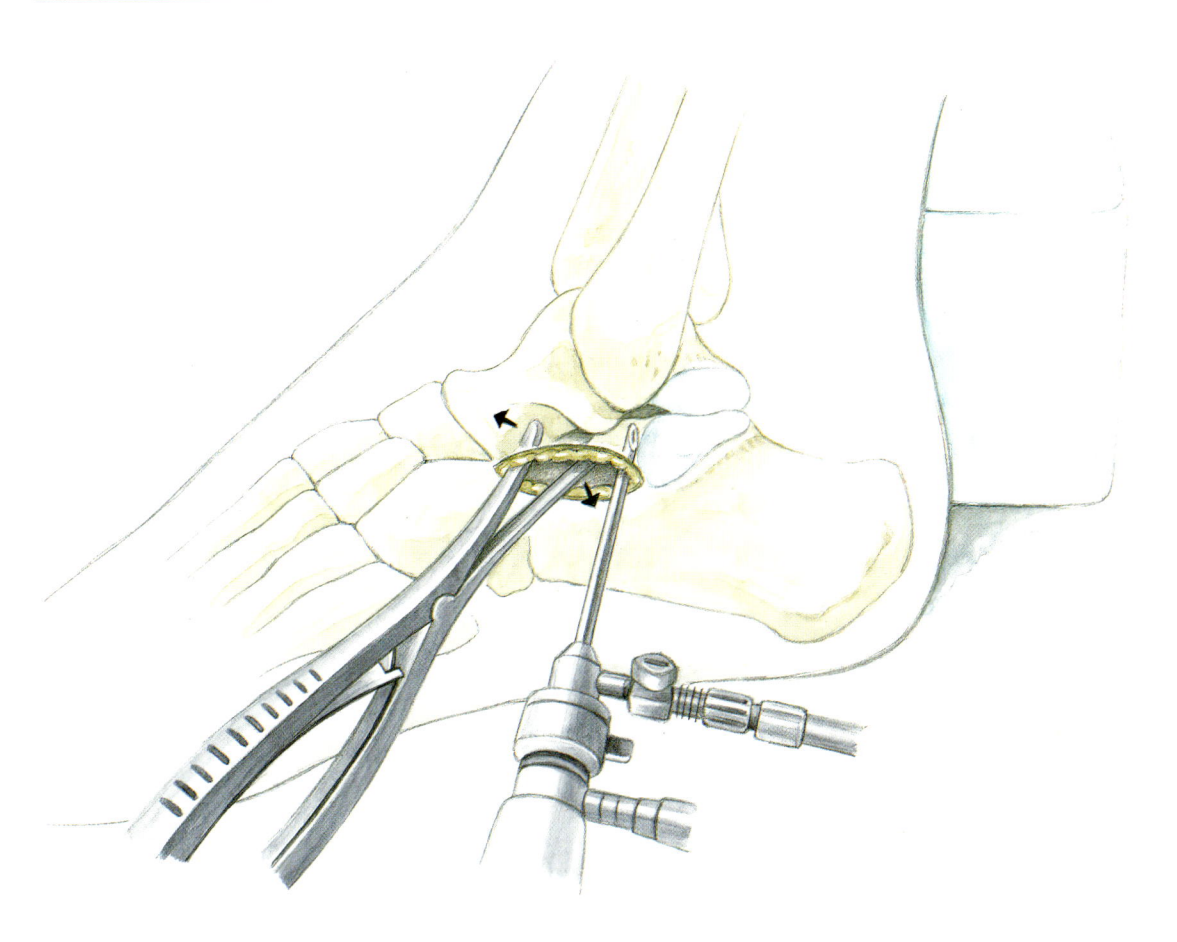

Abb. 2. Als Hilfstrick bei rigidem Subtalargelenk (z. B. Z. n. Kalkaneusfrakturen) kann im Bereich des Sinus tarsi ein Arthrodesenspreizer eingebracht werden. Der Schnitt wird im Sinne eines Ollier-Zugangs verlängert, um somit das Gelenk aufzuspreizen und den Situs für die Arthroskopie verfügbar zu machen.

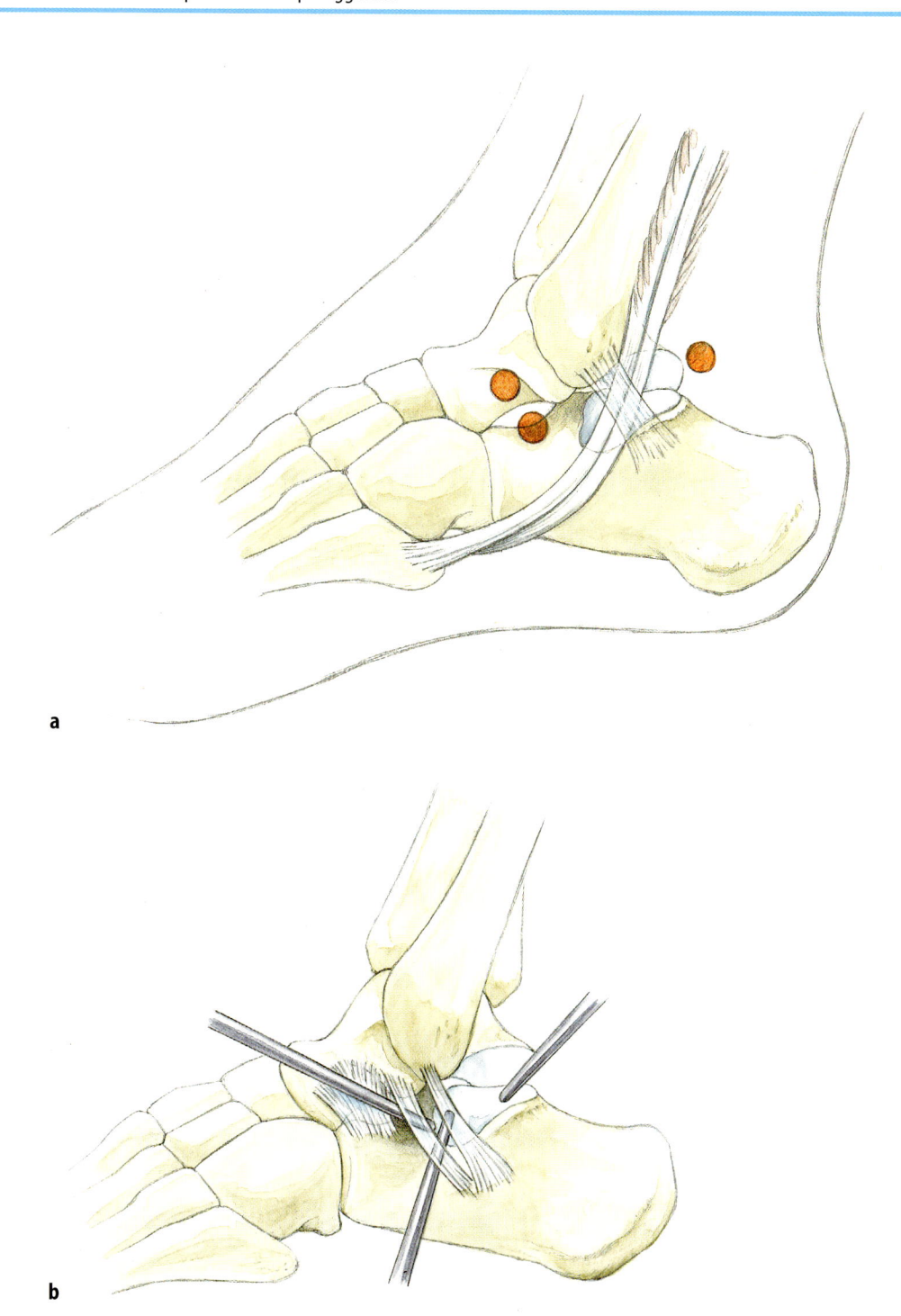

Abb. 3. a Darstellung der Portale: der anterolaterale Zugang etwa in Höhe des Sinus tarsi (Soft-spot!) Der superolaterale Zugang etwa 1 cm höher. Der posterolaterale Zugang hinter den Peronealsehnen etwa in Höhe 1 cm distal der Fibulaspitze.

b Die klassischen Portale sind ein anterolateraler Zugang, ein superiorer anterolateraler Zugang sowie ein posterolateraler Zugang.

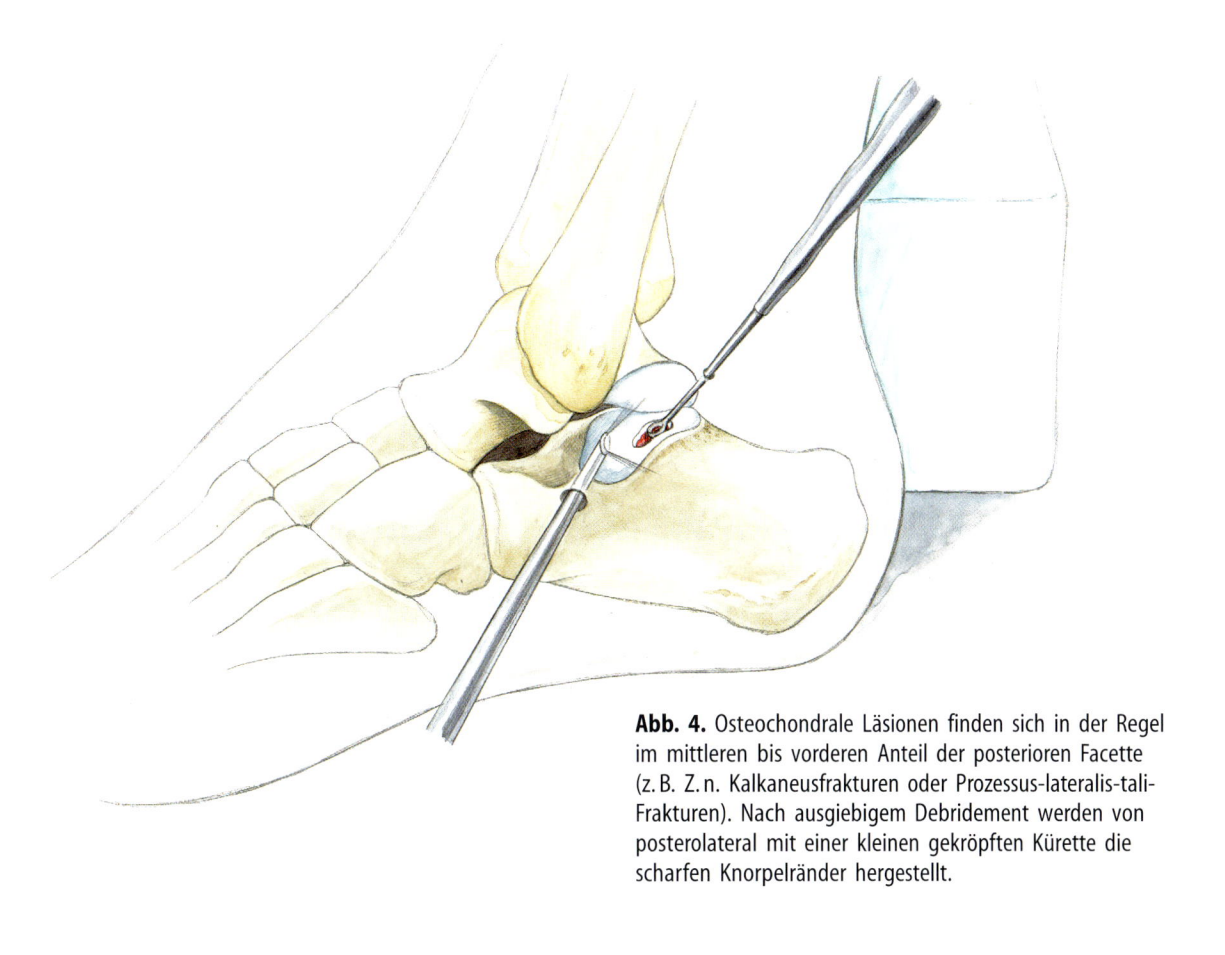

Abb. 4. Osteochondrale Läsionen finden sich in der Regel im mittleren bis vorderen Anteil der posterioren Facette (z. B. Z. n. Kalkaneusfrakturen oder Prozessus-lateralis-tali-Frakturen). Nach ausgiebigem Debridement werden von posterolateral mit einer kleinen gekröpften Kürette die scharfen Knorpelränder hergestellt.

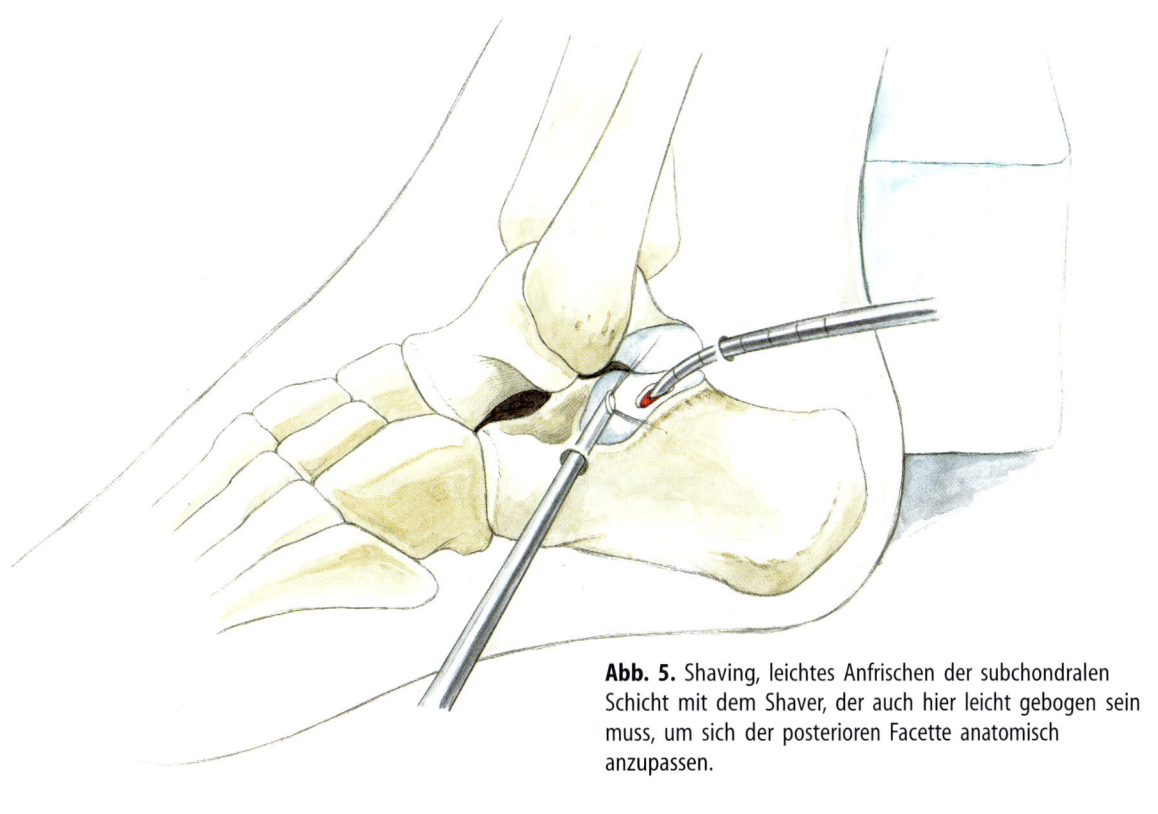

Abb. 5. Shaving, leichtes Anfrischen der subchondralen Schicht mit dem Shaver, der auch hier leicht gebogen sein muss, um sich der posterioren Facette anatomisch anzupassen.

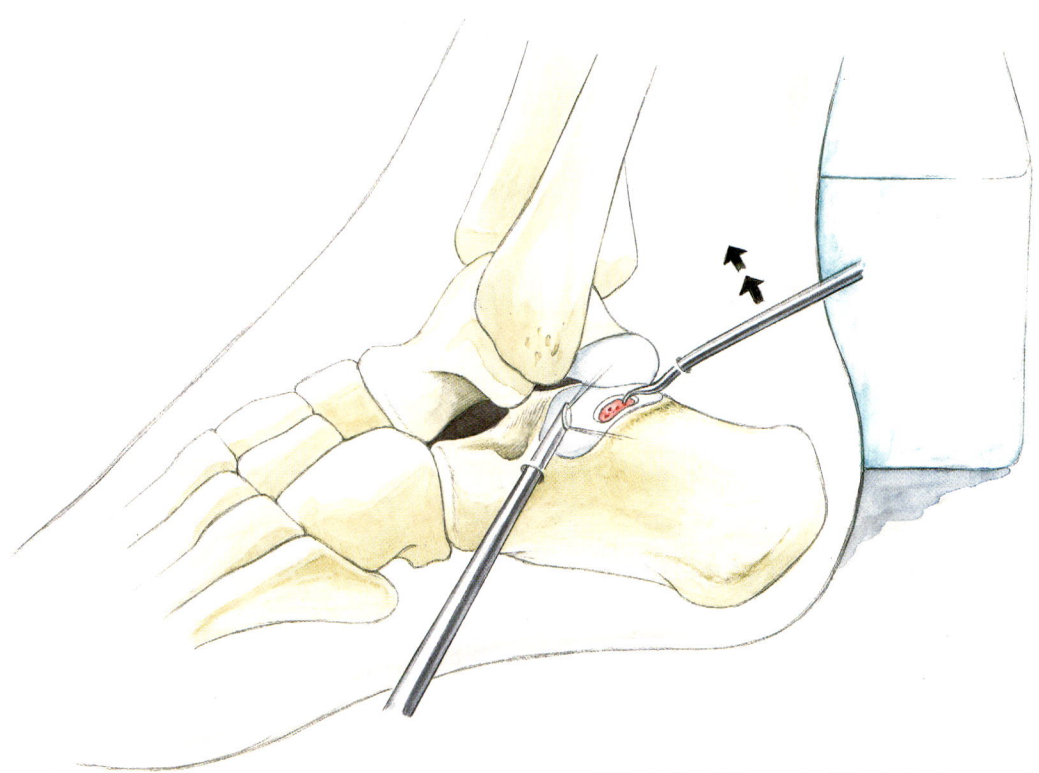

Abb. 6. Durchführen der Mikrofrakturierung mit Chondropic® in Schwanenhalsform. Dieser wird leicht nach kranial gehebelt, damit die Ahle perpendikulär perforieren kann.

4 Eingriffe am Metatarsophalangealgelenk

Allgemeine Bemerkungen

Operatives Set-up

Normale Rückenlagerung, Blutleere, Antibiotikaprophylaxe Cefalosporin 3. Generation oder ähnliches. Bei normalem Verlauf nur perioperativ. Intraoperative Thromboseprophylaxe, niedermolekulare Heparininjektionen bei Narkoseeinleitung.

Operationsprinzip

Erstens die Wiederherstellung der Beweglichkeit durch die Resektion von osteophytären Ausziehungen. Der zweite Schritt ist das Release der plantar verkürzten Strukturen durch die länger bestehende Einschränkung der Dorsalextension, sowohl im Bereich der Kapsel, als auch der kurzen Beugesehnen. Dies betrifft im Gegensatz zur herkömmlichen Technik nicht nur den metatarsalen Bereich, sondern insbesondere auch die phalangeale Kapsel als Sehnenansatz (Flexor hallucis brevis). Hier muss besonders vorsichtig präpariert werden, um die kurzen Fußbeugemuskeln nicht abzulösen. Als Erweiterung der Releaseoperation zur Verbesserung der Mechanik wird bei Arealen mit einer Knorpelglatze vom Typ Outerbridge IV eine klassische Mikrofrakturierung durchgeführt, um somit ein Knorpelregenerat zu erzeugen. Die spezielle Ahle ist hierbei etwas kleiner im Durchmesser als für die Mikrofrakturierung am Sprunggelenk und am Knie. Von daher ist das „Schachbrettmuster" etwas enger, etwa 2 mm.

Indikation

Hallux rigidus mit großen osteophytären Ausziehungen in der Klassifikation nach Hattrup und Johnson Typ II und III.

Kontraindikation

Keine; bzw. Typ IV nach Hattrup und Johnson. Es ist aus meiner Sicht jedoch eine Gelenkerhaltende Operation erlaubt, wobei klar gesagt werden muss, dass bei vollständigem Aufbrauchen des Gelenkspalts die Erfolgschancen mit der gelenkerhaltenden Operation relativ gering sind. Hierbei muss der Patient über ein nicht Erreichen von Beschwerdefreiheit aufgeklärt werden. Entsprechend muss dann bei diesen Befund entweder ein Oberflächenersatz oder eine Arthrodese durchgeführt werden.

Spezielle Patientenaufklärung

Vollbelastung jedoch mit einem Vorfußentlastungsschuh für 14 Tage zum Abschwellen der Weichteile und zur Schmerzreduktion, um in dieser Phase schon maximale Bewegungsübungen durchführen zu können. Muskelaufbau dann möglichst mit Aquajogging, Zehenspitzenlaufen im Wasser, Fahrradfahren, sämtliche selbstständige Bewegungsübungen neben der Krankengymnastik. Eine spezielle tägliche Übung ist das Dorsalflektieren des MTP-Gelenkes am Duschrand unterstützt von einem kalten Wasserstrahl.

Die weiteren Übungen sollen die Beweglichkeit und den Abrollvorgang intensivieren (bewegliche Sohlen beim Schuhwerk und Barfußlaufen evt. mit Socken). Durchführen der Bewegungsübung über mehr als ein halbes bis dreiviertel Jahr. Regelmäßige Dehn- und Bewegungsübungen im weiteren Verlauf zu Erhaltung der Mobilität.

Nachbehandlung

Postoperativ Hochlagerung deutlich über Oberkörperniveau, nichtsteroidale Antiphlogistika, Fortecortin-Cortisonschema für 4 Tage (4/8/4/2 mg). Antibiotikagabe (Cephalosporine 3. Generation) für 4 Tage. Leichte Bewegungsübung und Lymphdrainage am ersten Tag und Dehnübungen unter geringer Distraktion des Gelenkes ab 2. postoperativen Tag. Eventuell auch ab dem 2. Tag MTP-CPM-Maschine mit zunehmender Steigerung, Cryo-cuff-Schuh.

Hallux rigidus

Offene Technik

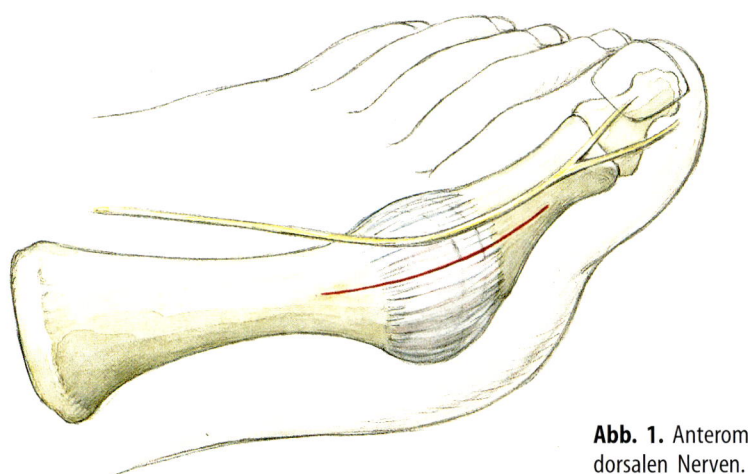

Abb. 1. Anteromedialer Zugang unter Schonung des dorsalen Nerven.

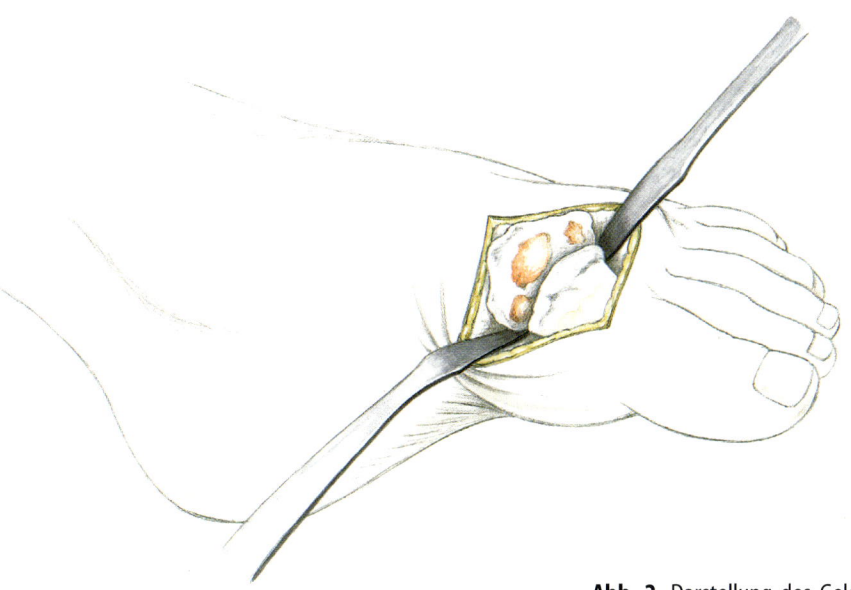

Abb. 2. Darstellung des Gelenkes nach gerader Kapsulotomie. Es zeigen sich osteophytäre Ausziehungen und Knorpelglatzen im Köpfchenbereich des MT I und der Gelenkfläche der Grundphalanx.

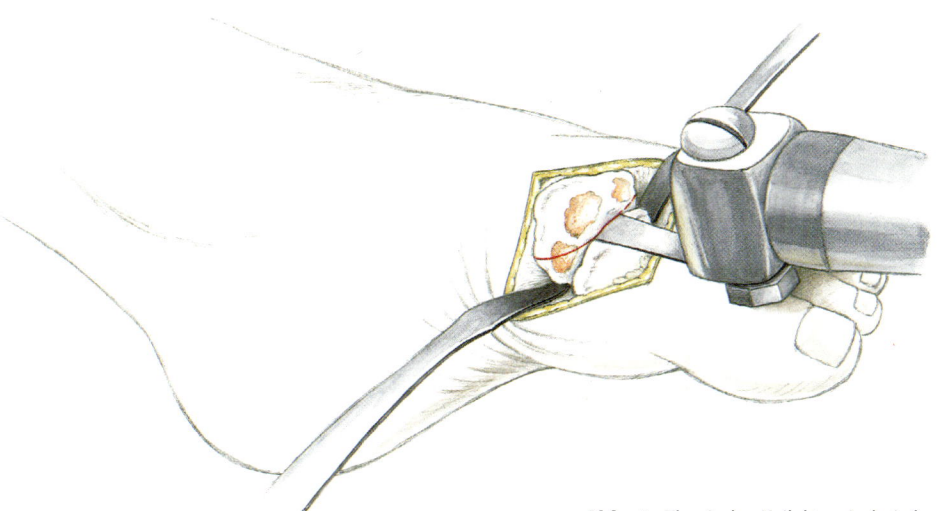

Abb. 3. Klassische Keilektomie bei der nicht mehr als 20–25% Zirkumferenz des Metatarsalköpfchens entfernt werden sollten.

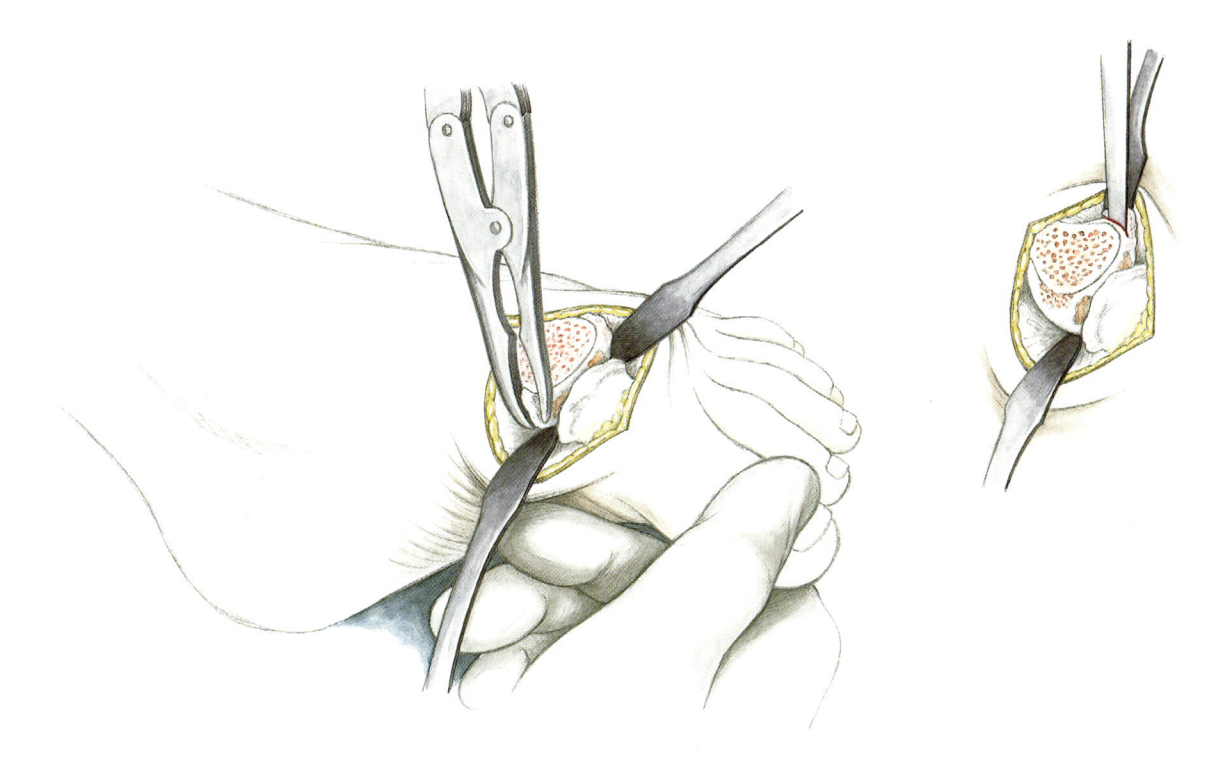

Abb. 4. Entfernung der medialen Osteophyten sowie der lateralen Osteophyten.

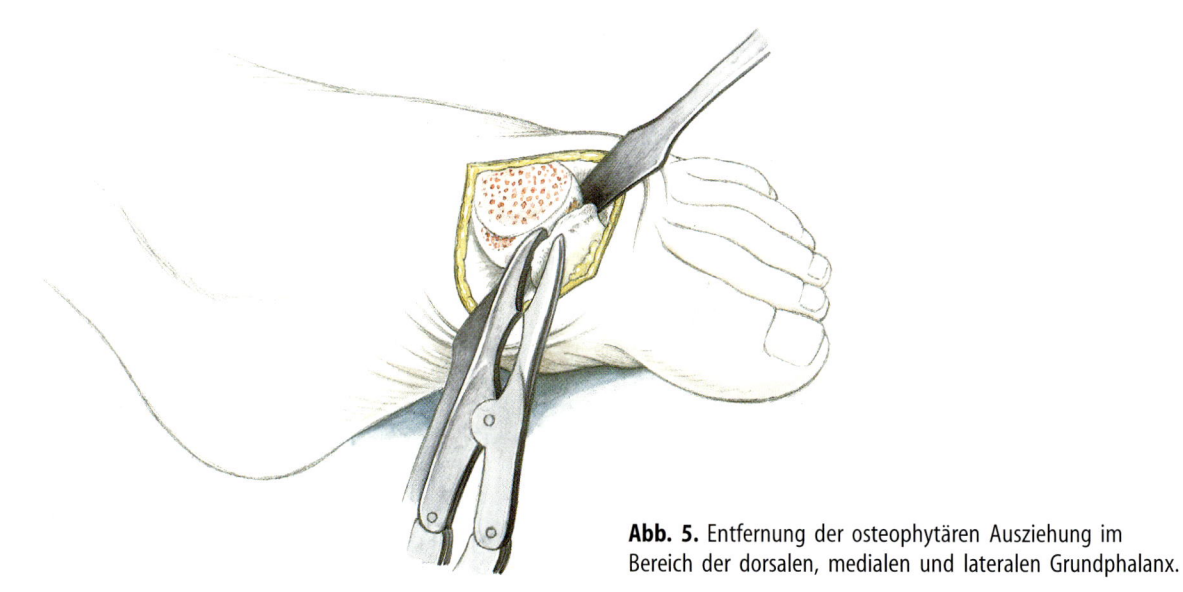

Abb. 5. Entfernung der osteophytären Ausziehung im Bereich der dorsalen, medialen und lateralen Grundphalanx.

Hallux rigidus 55

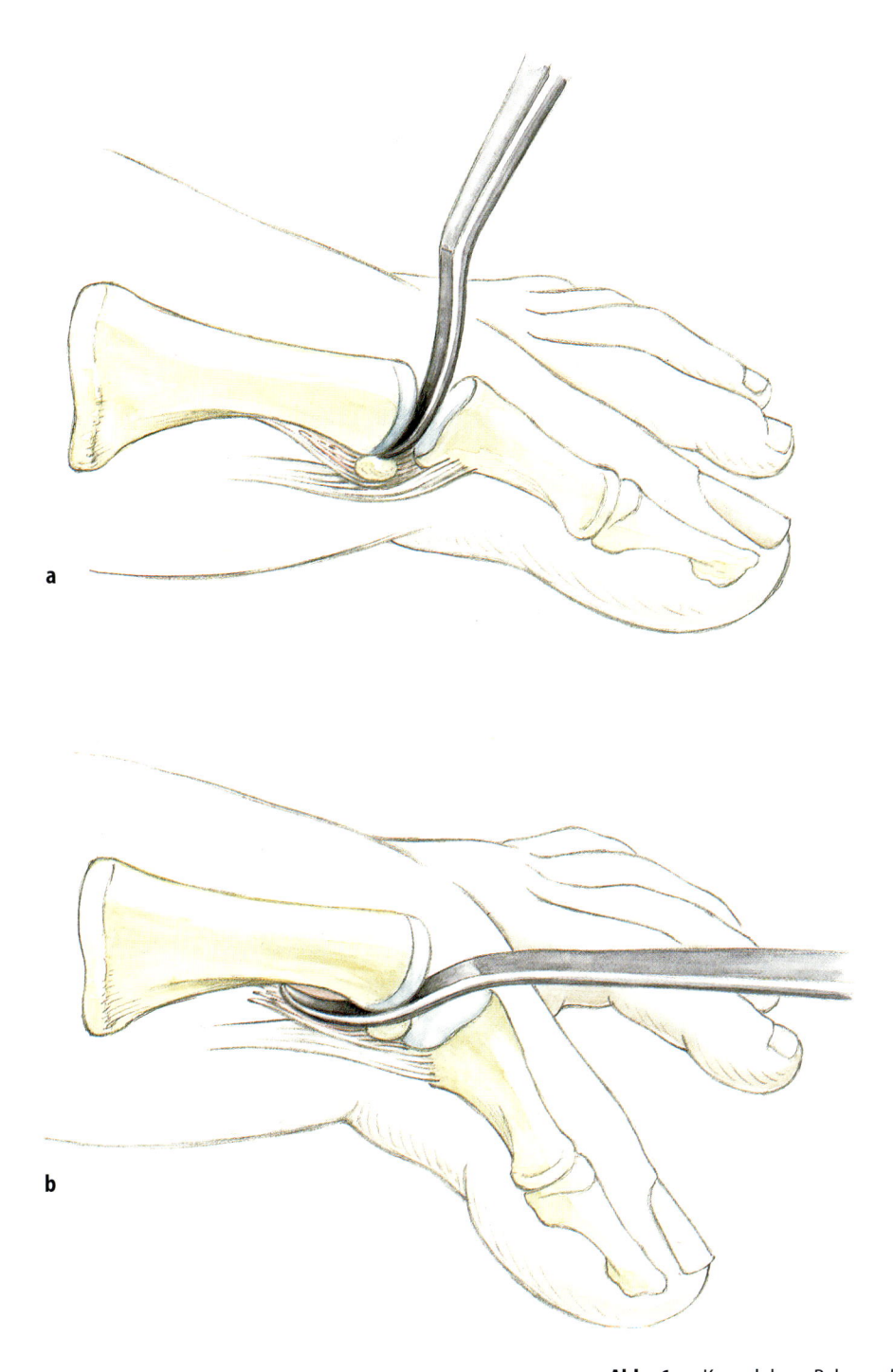

Abb. 6. a Kapsulolyse, Release der Beugesehnen mit dem McGlamry-Raspatorium im Bereich des MT I.
b Hierbei muss man ein deutliches Ablösegeräusch spüren und hören.

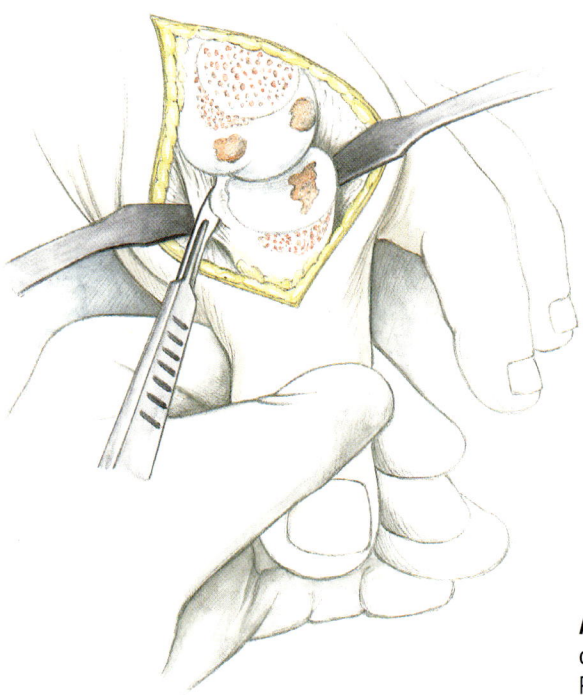

Abb. 7. Nun Release der distalen Kapsel sowie im Ansatz der kurzen Beugesehnenmuskeln, durch subperiostale Präparation mit dem Skalpell.

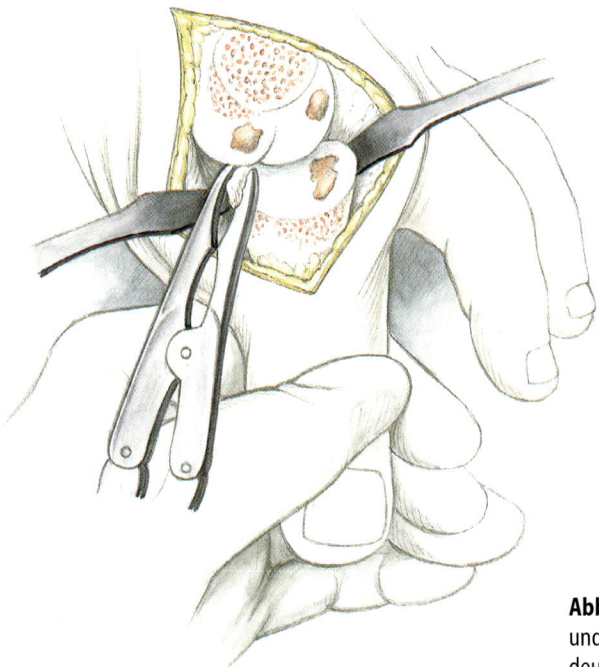

Abb. 8. Danach stumpfes Lösen mit dem Raspatorium und Entfernen der Osteophyten plantarseitig, was zu einer deutlichen Verbesserung der Plantarflexion führt.

Hallux rigidus 57

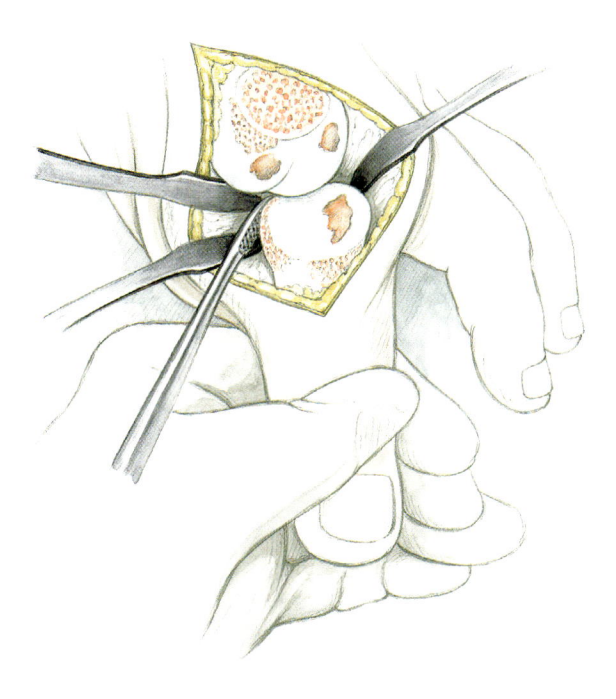

Abb. 9. Nochmaliges subperiostales Ablösen der kurzen Flexoren mit dem Raspatorium.

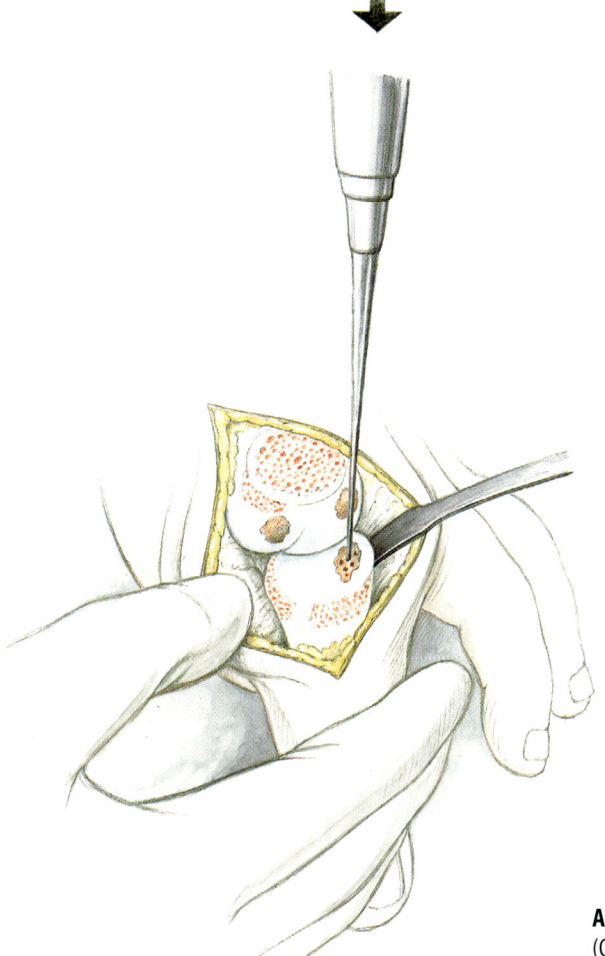

Abb. 10. Mikrofrakturierung von Arealen bei Knorpelglatze (Outerbridge IV) mit einem speziellen „Mikrofrakturierer" für die Zehen.

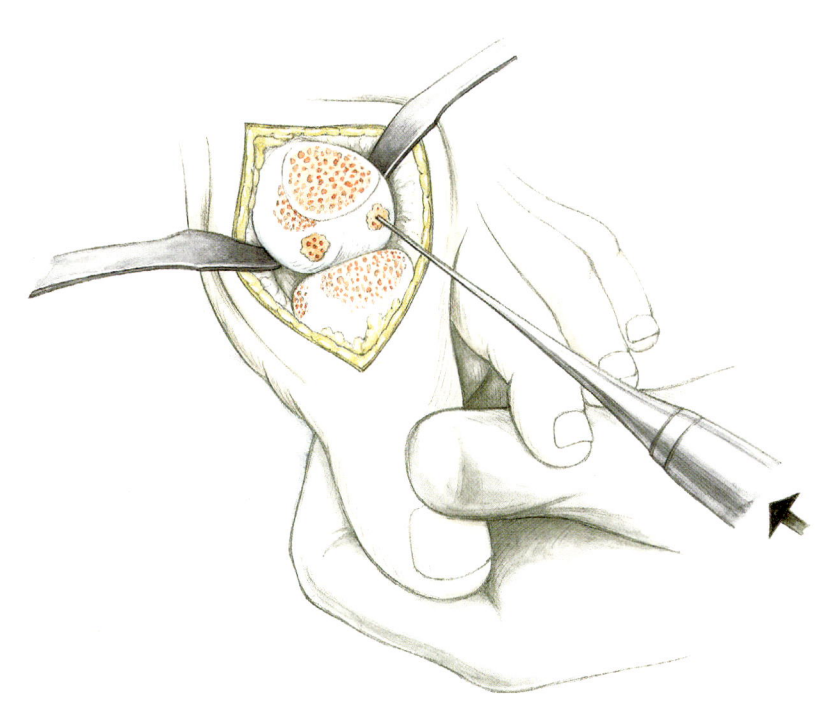

Abb. 11. Ebenfalls Mikrofrakturierung im Bereich des Metatarsaleköpfchen.

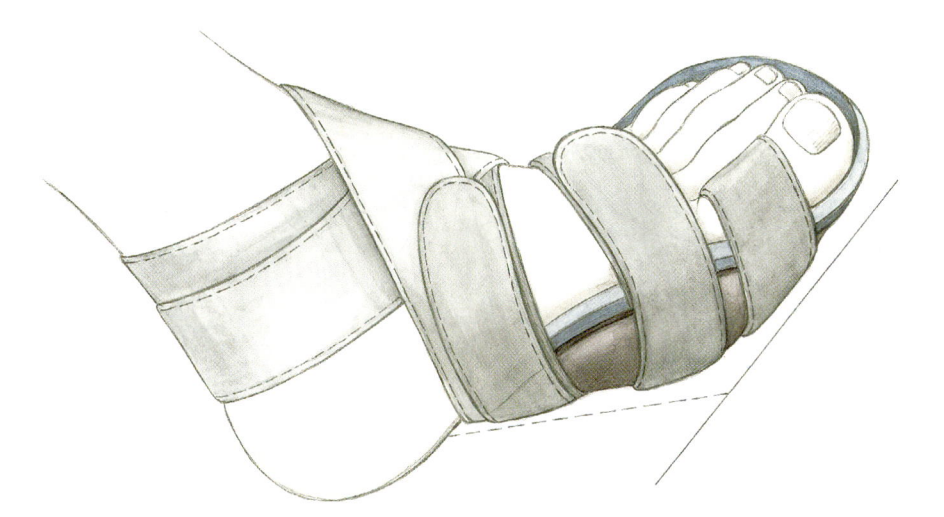

Abb. 12. Nach Einlegen einer Redondrainage (CH8), Wundverschluss. Anlegen einer Metatarsophalangeal-Orthese, die für 2–3 Tage belassen wird, um Beugesehne als auch den Kapselrelease plantarseitig zu stretchen. Danach gelingt die Mobilisation in Dorsal- und Plantarflexion nach Abnahme der Schiene deutlich besser. Ferner soll die Orthese als Nachtschiene für 12 Wochen täglich anlegen werden.

Arthroskopische Technik

Operatives Set-up

Rückenlage und Blutleere. Es wird als Weichteildistraktion eine Mullbinde als Schlauch um die Zehe gelegt. Zugänge medial und lateral im Bereich des MTP-Gelenkes sowie plantar medialseitig für den plantaren Zugang. Es wird das Gelenk mit 5–10 ml Ringer-Lactat aufgefüllt. Eingehen vom anteromedialen Zugang und Instrumentation von anterolateral. Eventuell zuerst Eingehen mit einem kleinen Elevatorium oder kleiner gebogener Moskitoklemme, um die Kapsel zu lösen und zu dehnen. Es wird das Gelenk erst mal von beiden Portalen aus „durcharthroskopiert", um den dorsalen Gelenkrand und Resektionshöhe zu bestimmen. Nun Eingehen mit einer kleinen Kugelfräse und Eintauchen einer ganzen Fräsengröße im Bereich des dorsalen Knochensporns. Es kann nun entweder mit einem kleinen Meisel, als auch mit der Walze weiter geglättet werden, hierbei wird der Instrumentier- und der Arthroskopiezugang nach und nach gewechselt, sodass ein vollständiger Einblick von beiden Seiten gelingt.

Die Orientierung für das Ausmaß der Resektion ist der diaphysäre Übergang. Evtl. sollte mit einer Bildwandlerkontrolle das Ausmaß der Resektion kontrolliert und/oder zusätzlich die Resektionstiefe mit einem Spickdraht markiert werden. Danach komplette Keilektomie und Release im dorsalen Anteil des Metatarsale-Köpfchens. Danach wird der plantarmediale Zugang angelegt. Es wird das Arthroskop (2,5 mm oder 1,9 mm) über den dorsalen kranialen medialen Zugang nach kaudal heruntergeführt, dann unter arthroskopischer Sicht Einführen einer Kanüle, um den Zugang vorzubereiten. Nach Stichinzision Eingehen mit einem Elevatorium und Ablösen der Kapsel nach proximal, evt. Resektion von Verklebungen mit einem kleinen 2,5-mm-Resektor. Mikrofrakturierung erfolgt ebenfalls je nach Ausmaß und Lokalisation von dem entsprechenden medialen oder lateralen Zugang. Am Ende der Operation wird eine lokale Infiltration mit einem Lokalanästhetikums, bei erheblicher Synovialitis zusätzlich mit wasserlöslichem Kortikosteroid durchgeführt. In diesen Fällen wird natürlich auch eine Synovialektomie durchgeführt.

Nachbehandlung

Entspricht der offenen Technik. Teilbelastung für 14 Tage mit Vorfußentlastungsschuh. Die arthroskopische Keilektomie und der arthroskopische Weichteilrelease beim Hallux rigidus hat aufgrund der geringen postoperativen Morbidität große Vorteile, da die Patienten viel früher schmerz- und schwellungsfrei bewegen können.

Technik

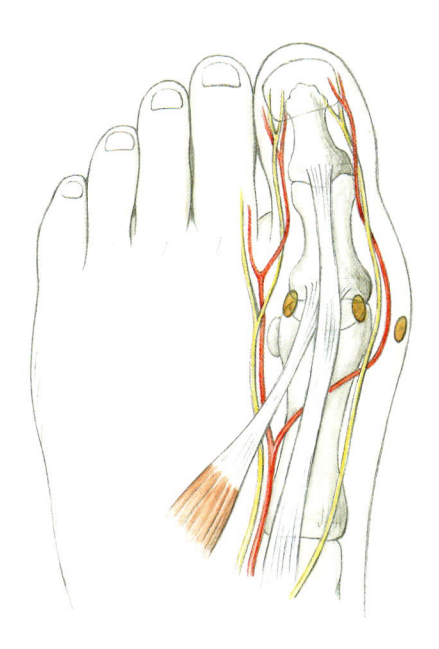

Abb. 13. Darstellung der Portale medial und lateral im Bereich des MTP-I-Gelenkes sowie plantarmedial für den plantaren Release.

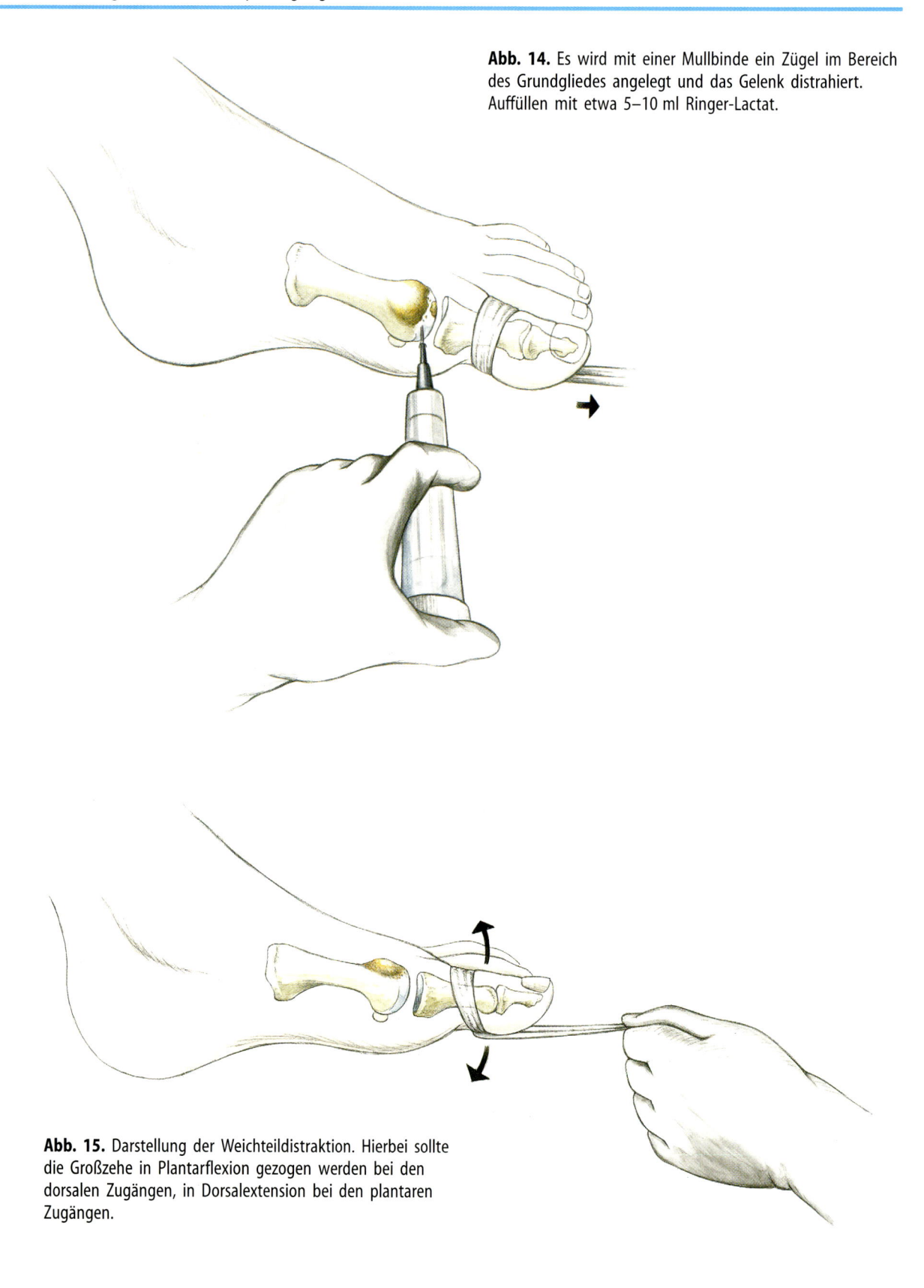

Abb. 14. Es wird mit einer Mullbinde ein Zügel im Bereich des Grundgliedes angelegt und das Gelenk distrahiert. Auffüllen mit etwa 5–10 ml Ringer-Lactat.

Abb. 15. Darstellung der Weichteildistraktion. Hierbei sollte die Großzehe in Plantarflexion gezogen werden bei den dorsalen Zugängen, in Dorsalextension bei den plantaren Zugängen.

Hallux rigidus 61

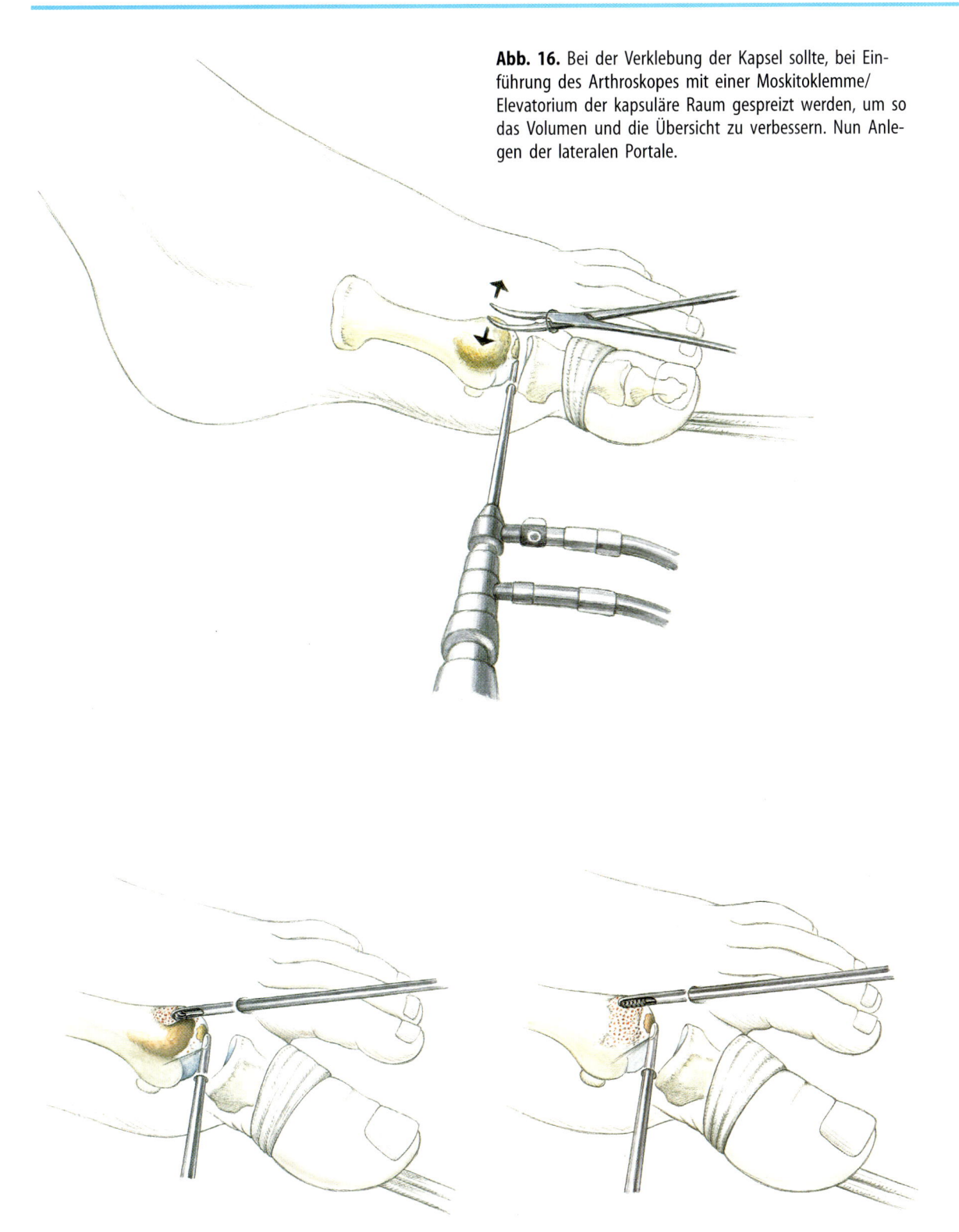

Abb. 16. Bei der Verklebung der Kapsel sollte, bei Einführung des Arthroskopes mit einer Moskitoklemme/Elevatorium der kapsuläre Raum gespreizt werden, um so das Volumen und die Übersicht zu verbessern. Nun Anlegen der lateralen Portale.

Abb. 17 und 18. Nachdem die Weichteile mit einem Shaver und Resektor debridiert worden sind, Einbringen einer Kugelfräse. Es wird diese in der ganzen Breite in den dorsalen Osteophyten eingetaucht, um die Tiefe zu bestimmen. Danach Abfräsen der osteophytären dorsalen Ausziehung und Glätten mit einer 2,5-mm-Walze.

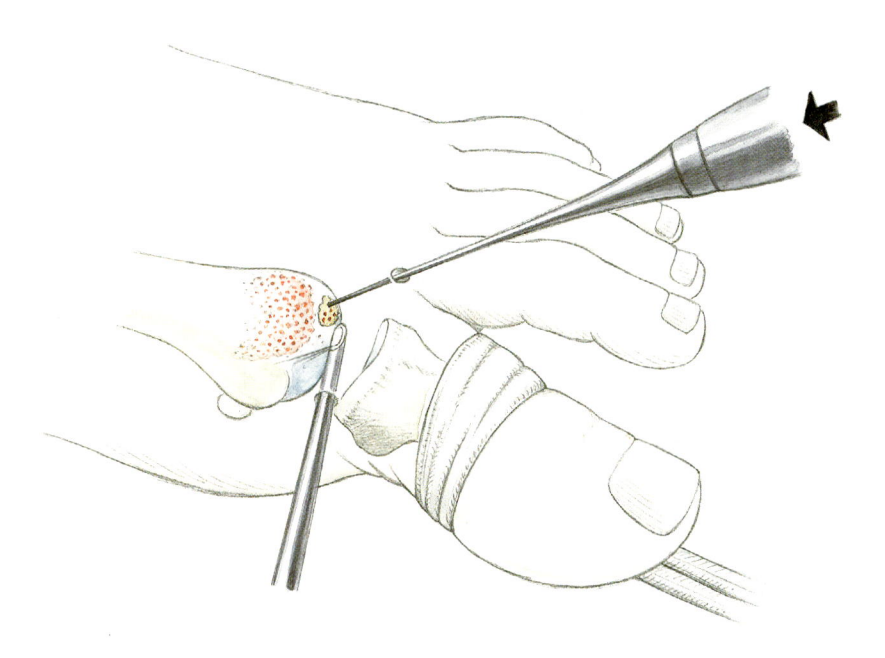

Abb. 19. Durchführen einer Mikrofrakturierung mit dem speziellen „Mikrofrac" der Fa. Wolff.

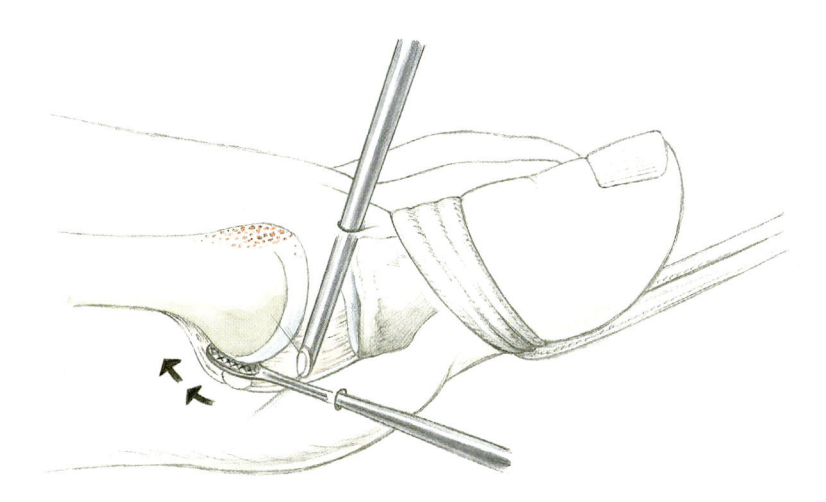

Abb. 20. In leichter Dorsalextension wird über einen plantar medialen Zugang der plantare Kapselrelease durchgeführt. Es muss über den dorsomedialen Zugang das Arthroskop eingestellt werden. Nach lateral hin kann auch der dorsolaterale Zugang benutzt werden. Dabei muss jedoch die Dorsalextension etwas reduziert werden, damit das Arthroskop nach plantar eingeführt werden kann.

5 Arthroskopische Kalkaneoplastik

Allgemeine Bemerkungen

Operatives Set-up

Die Operation kann optional in Blutsperre durchgeführt werden. Anästhesie entsprechend den Wünschen des Patienten, doch sollte man bedenken, dass eine Bauchlagerung in Regionalanästhesie für adipösen Patienten sehr anstrengend ist. Bei Patienten mit obstruktiver Lungenerkrankung ist die operative Versorgung in Seitenlage möglich.

Lagerung

Standard-Bauchlagerung mit Unterpolsterung des nicht verletzen Beines im Bereich des N. peronaeus, die Beine hängen leicht über dem Operationstisch, das nicht operierte Bein wird leicht abgesenkt. Im Bereich des OP-Feldes sollte bei entsprechender Behaarung rasiert werden. Präoperative Antiobiotikaprophylaxe mit Cephlosporin der 3. Generation. Perioperativ Thromboseprophylaxe mit niedermolekularen Heparininjektionen bei Narkoseeinleitung. Operationsprinzip ist die minimalinvasive Resektion des Haglundsporn und der Bursa präachillea ohne traumatisierenden Zugang. Aufgrund der Hämatombildung bei Knochenresektion, Einlegen eines Hämostyptikums sowie einer Redondrainage (CH10).

Indikation

Nur bei Haglundexostosen von geringerem Ausmaß, gepaart mit einer deutlichen Bursitis und geringen Degenerationen im Bereich der Insertion der Achillessehne (meistens Leistungssportler im Laufbereich).

Spezielle Patientenaufklärung

Obwohl durch das minimalinvasive Verfahren sehr früh eine relative Schmerzfreiheit besteht, sollte der Belastungsaufbau vorsichtig erfolgen

Kontraindikation

Bei Haglundexostosen von großen Ausmaß, mit einer deutlichen Bursitis und schwerer Sehnendegenerationen im Bereich der Insertion (Verkalkungen etc.). Hier sollte offen reseziert und debridiert werden.

Nachbehandlung

Postoperativ Hochlagern der Beines. Am 2. postoperativen Tag Dehnübungen des OSG bei gebeugtem Knie (Entspannung des Gastrocnemius-Komplex). Diclofenac oder ähnliche Substanzen, NSAID z.B. (Ibuprofen, Diclofenac für 2–3 Wochen) Teilbelastung von 15 kg für 7–10 Tage. In der Frühphase häufig Bein hochlagern, da Schwellungen auftreten können. Fädenentfernung nach 7–10 Tagen.

Arthroskopische Kalkaneoplastik

Technik

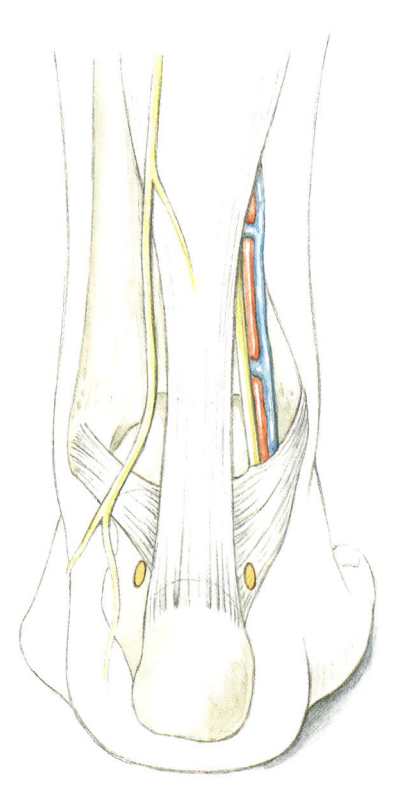

Abb. 1. Portale für die Resektion der Haglundexostose. Palpieren etwa 5 mm oberhalb der Insertion in den Kalkaneus medial und lateral neben der Achillessehne. Es sollte der Tuber calcanei palpiert werden.

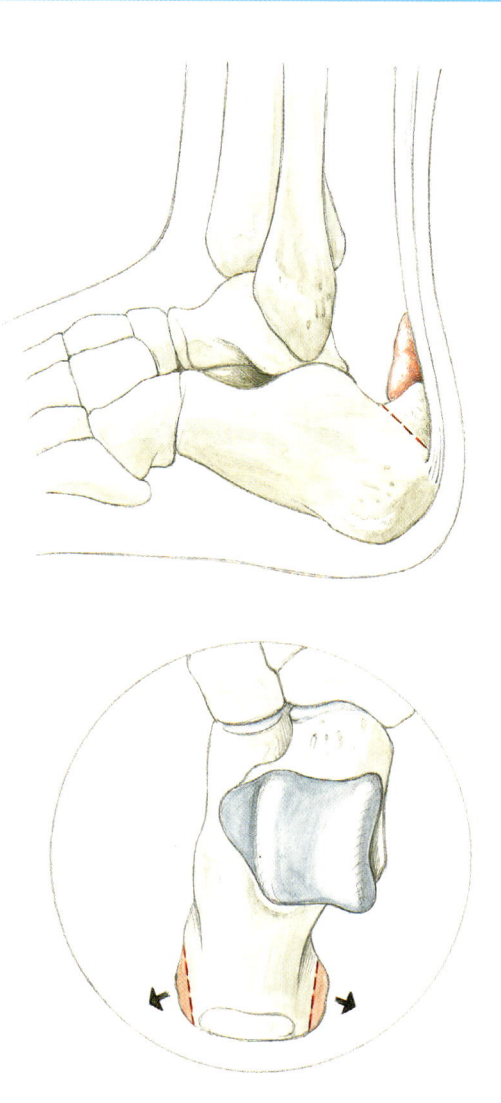

Abb. 2. Resektion der Bursa mit dem Resektor und Shaver. Die Haglundexostose sollte so reseziert werden, dass der Tuber calcaneus flach bis zur Insertion der Achillessehne abfällt. Es ist auch die Resektion von medialen oder lateralen Osteophyten notwendig. Dies kann eventuell auch mit einem kleinen 5-mm-Meisel geschehen. Ferner ist auch ein Release, eventuell auch Denervierung der seitlich einstrahlenden Fasern der Achillessehne notwendig.

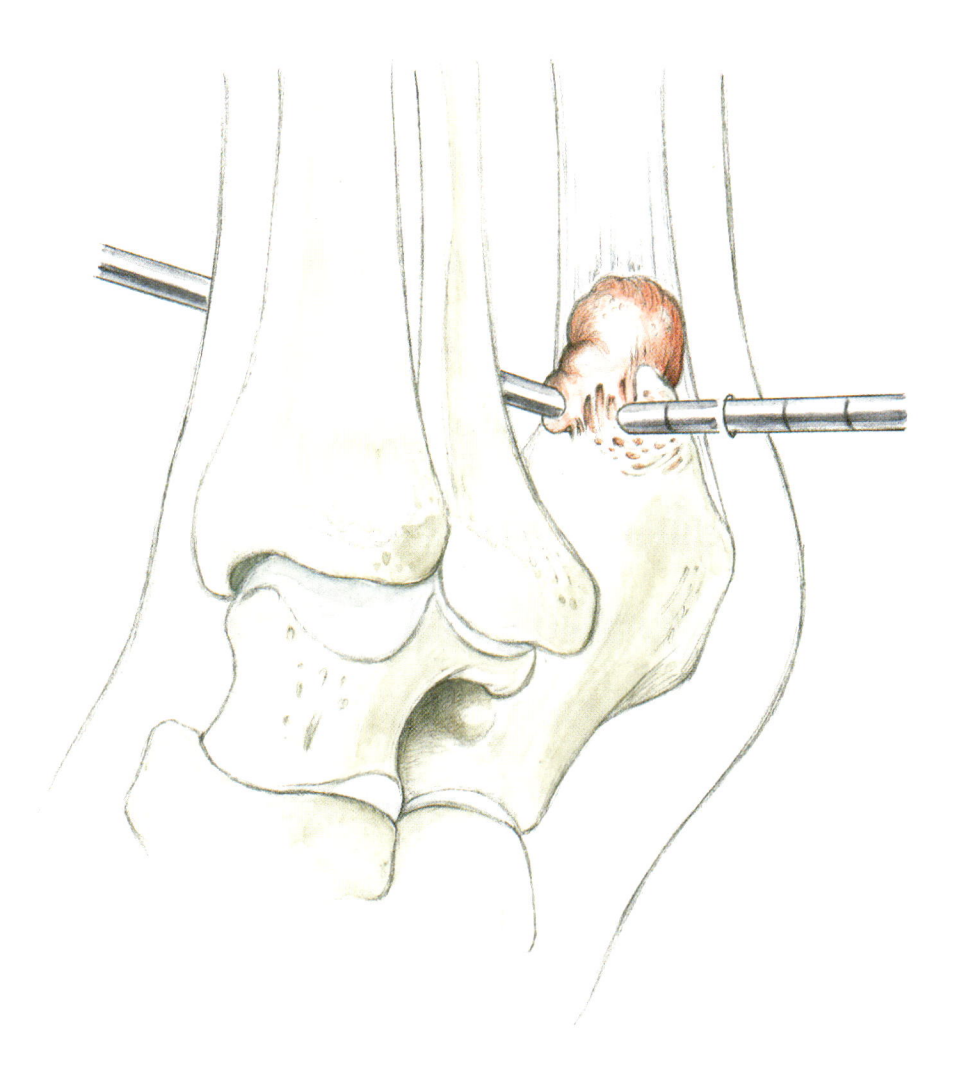

Abb. 3. Nach Resektion der Bursa mit einem Resektor wird der Kalkaneus dargestellt. Weiterhin Debridement entlang der Haglundexostose bis zur Insertion der Achillessehne. Hier kann durch transkutanes Einbringen einer Kanüle das Ausmaß der Resektion von Beginn an dargestellt werden. Ferner sollte noch eine Bildwandlerkontrolle nach der Resektion durchgeführt werden.

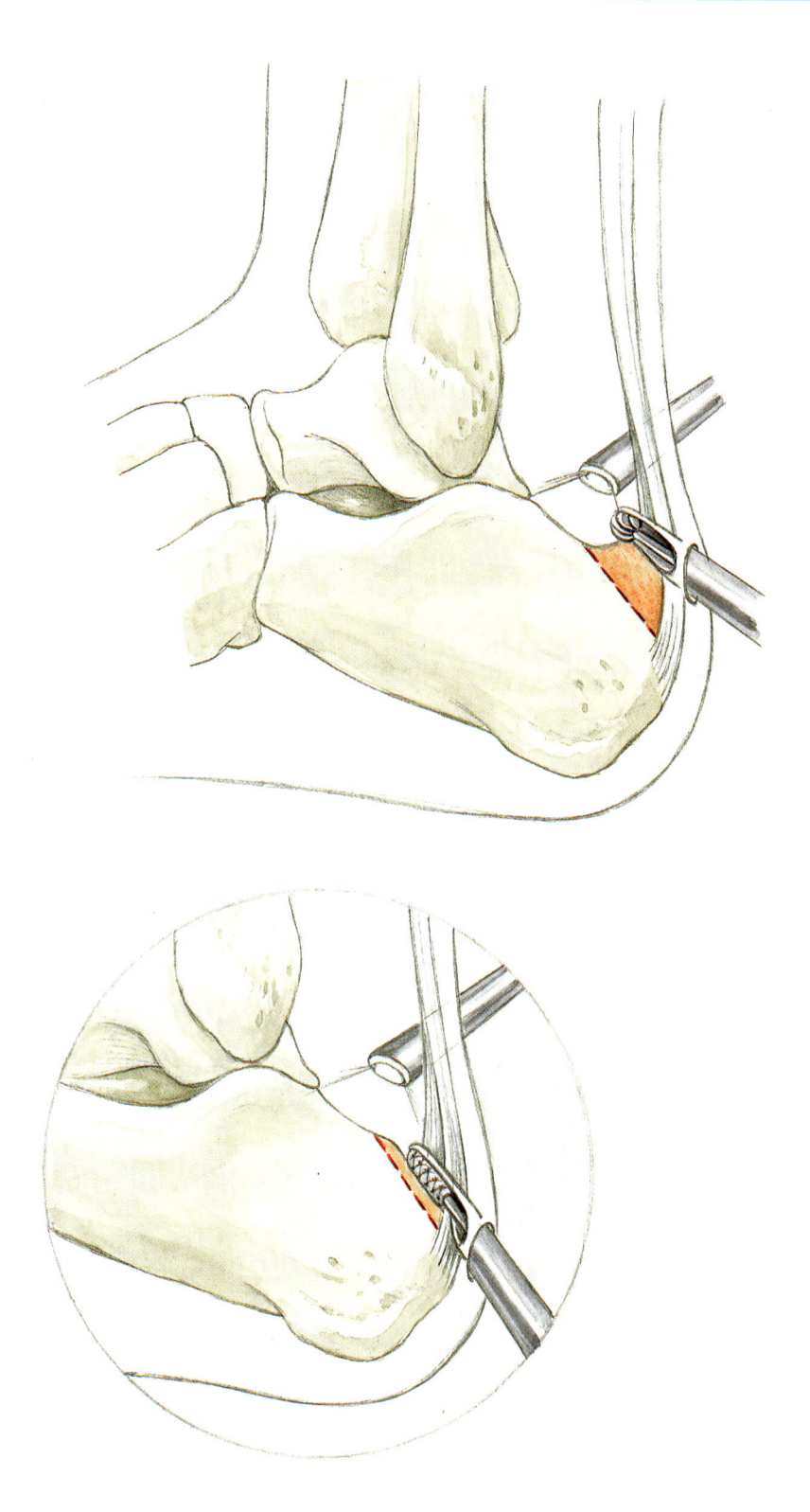

Abb. 4. Resektion mit der Kugelfräse. Besonders zu beachten ist, dass der Weichteilschutz zur Achillessehne gedreht ist. Die Kugelfräse wird 4–5 mm im Bereich der Haglundexostose heruntergebohrt, danach weitere Resektion mit der Walze. Mit der Walze wird auch die Feinarbeit durchgeführt. Aufgrund der Formgebung der Walzen und Kugelfräsen, kann es am Anfang zu einer Art „Dünen-Phänomen" kommen. Deshalb sollten mit der Feile und einem 5-mm-Meisel eventuelle Exostosen am distalen Rand nachreseziert werden.

Arthroskopische Kalkaneoplastik 67

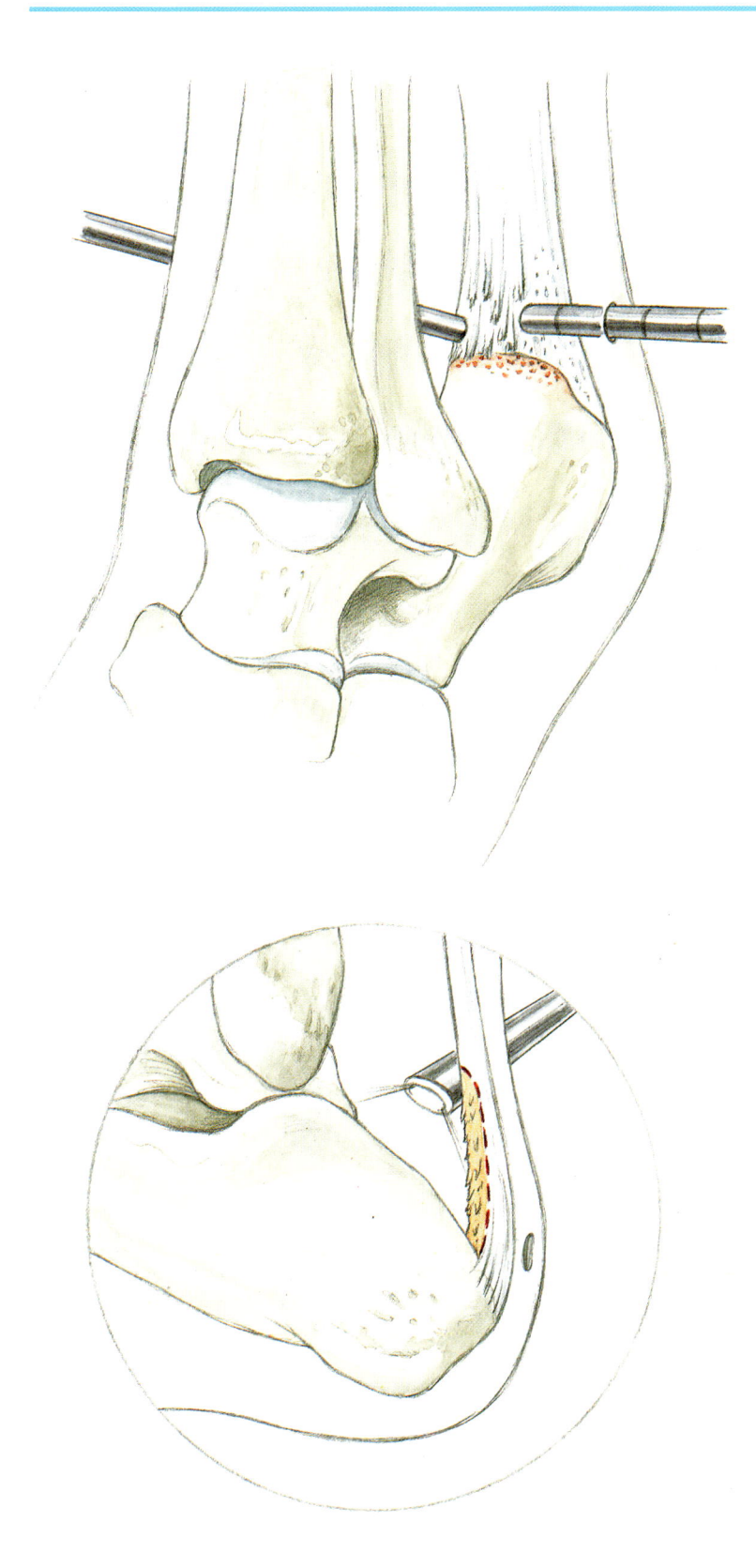

Abb. 5. Debridement der Achillessehne. Es wird die Achillessehne mit einem Shaver anfänglich im Bereich der makroskopischen Veränderungen nachreseziert. Abtasten der Achillessehne auch mit dem Tasthaken, eventuell Needling mit einem „Chondropic" unter endoskopischer Kontrolle.

6 Eingriffe bei Rückfußfehlstellungen

Allgemeine Bemerkungen

Operatives Set-up

Rückfußosteotomien sind von lateral am „gefahrlosesten" durchzuführen, da der Zugangsweg aufgrund der anatomischen Strukturen erheblich unkomplizierter ist. Desweiteren sollte eine genaue radiologische Analyse vorab erfolgen, die gepaart mit einer operativen Planung ein Höchstmaß an Sicherheit für das Erreichen des Operationsziels ermöglicht. Zur präoperativen Planung sollte eine Belastungsaufnahme des Fußes seitlich durchgeführt werden, um hierdurch die Steigung des Kalkaneus auswerten zu können und entsprechend die Basis des Keils für die Korrektur zu planen. Zur Analyse der Achsen in der Frontalebene sollte Rückfußbelastungsaufnahmen mit 20° gekippten Röntgenstrahl durchgeführt werden, um somit das Ausmaß einer Varus- oder Valgusachse des Rückfußes zu erkennen. Bei großen Fehlstellungen kann auch zu deren Korrektur neben der klassischen Translation, ein Kortikospongiöser Span aus dem Beckenkamm als additive Maßnahme miteingebracht werden. Dies ist besonders in posttraumatischen Situationen (z. B. Kalkaneusfrakturen) mit Verkürzungen und Defekten sowie Knochensubstanzproblemen und schweren Fehlstellungen besonders geeignet.

Lagerung

Rückenlage mit Unterpolsterung des Gesäßes, um eine leichte Halbseitenlage zu erzeugen, medialseitig wird eine Abstützung angebracht, um gegebenenfalls den Tisch weiter nach medial zu schwenken. Der Patient sollte im Fußbereich auf den strahlungsdurchlässigen Anteilen des Operationstisches liegen.

Polsterung des gesunden Beines, besonders mit N. peroneus- und N. suralis-Protektion. Präoperative Antibiotikaprophylaxe mit einem Cefalosporin der 3. Generation oder spezifisch bei Unverträglichkeiten. Thromboseprophylaxe mit niedermolekularem Heparininjektionen bei Narkoseeinleitung.

Indikation

Entsprechend der Fehlstellung und/oder klinischen Symptomatik. Korrektur von Rückfußfehlstellungen nur bei flexiblem Subtalargelenk. Rückfußosteotomien in Kombination mit subtalaren Arthrodesen nur bei schwersten, meistens posttraumatischen Rückfußdeformitäten, die allein durch eine subtalare Arthrodese nicht ausgeglichen werden können.

Kontraindikation

Pes-plano-valgus oder Pes-cavo-varus-Deformitäten mit symptomatischen, subtalaren arthrotischen Veränderungen sowie mit Einsteifungen des Subtalargelenkes.

Spezielle Patientenaufklärung

Teilbelastung (15 kg) des Rückfußes für 6–12 Wochen entsprechend der Verwendung von kortikospongiösen Spänen (dann 12 Wochen). Auftreten von Pseudarthrosen mit Reosteosynthesen und länger bestehenden Deformitäten mit Fehlbelastungen und ligamentären muskulären Fixierungen. Im Mittel- und Vorfuß kann eine Rückfußkorrektur durch Anpassung und Gewöhnung erst nach bis zu einem Jahr zur Schmerzfreiheit führen. Daher Stabilisierungsübungen des Fusses mit Erreichen der Vollbelastung, intensives krankengymnastisches Training, eventuell manuelle Therapie im Bereich des Mittel- und Vorfußes. Versorgung mit Einlagen nach Maß frühestens nach einem halben Jahr, um eine Anpassung und Adaptation des Fußes an die neuen statischen und dynamischen Bedingungen zur gewährleisten. Zusätzlich bei den neuen statischen und dynamischen Bedingungen Durchführung eines Koordinations- und Propriozeptionstraining, anfänglich eventuell im Wasser.

Nachbehandlung

Postoperative Bewegungsübungen in der Sagittalebene des OSG beginnend ab dem 2. Tag. In der Regel gelingt mit 7,3-mm-Schrauben eine stabile Osteosynthese, so dass eine Gipsversorgung nicht durchgeführt werden muss. CPS-Schiene zur Verbesserung der Dorsalextension bei meist verkürztem Gastro-Soleus-Achillessehnenkomplex. Eine perkutane Achillessehnenverlängerung oder ein „Gastroc-slide" sollte immer durchgeführt werden, wenn eine Dorsalextension von 10° intraoperativ nicht erreicht wird. Die postoperative Anwendung der CDS-Orthese (Quengel-Schiene) für das OSG ermöglicht durch kontinuierlichen Zug auf der Muskulatur mit variierbarer Federspannung eine kontinuierliche, schmerzfreie Steigerung der Dorsalextension durch „Overpowern" der Muskulatur, ohne dabei schmerzhafte Kontrakturen zu erzeugen.

Im Rahmen der Wundheilung Hochlagerung, Kryotherapie, nichtsteroidale Antiphlogistika, Lymphdrainage, Bewegungsübungen im Subtalargelenk. Eversion/Inversion nicht innerhalb der ersten Wochen, erst nach relativer Beschwerdefreiheit des oberen Sprunggelenkes. Bei Achillessehnenverlängerungen liegt der Schwerpunkt anfänglich neben der Schmerz- und Schwellungsbehandlung im Erreichen des maximal möglichen Ausmaßes der Dorsalextension. Danach kann im unteren Sprunggelenk an der Inversion/Eversion forciert gearbeitet werden, wobei zu diesem Zeitpunkt schon eine knöcherne Konsolidierung der Osteotomien stattgefunden haben sollte (nicht vor 4.–6. Woche). Die krankengymnastische Übungsbehandlung im Rahmen der stationären Behandlung kann mit einer CPM-Maschine in Dorsal- und Plantarflexion im OSG unterstützt werden.

6 Wochen Teilbelastung bei nicht augmentierter (kortikospongiöser Span oder Rotationsspan) Kalkaneusosteotomie. Bei Augmentation mit kortikospongiösem Span oder Rotationsspan 10–12 Wochen, je nach Röntgenkontrolle. Teilbelastung mit 15 kg an Unterarmgehstützen. Bei sichtbarer Einheilung und reizloser Lage der Implantate kann auch nach 4–5 Wochen bei einfacher Osteotomie auf einen 4-Punkte-Gang umgestellt werden. Zu dem Zeitpunkt können auch Aquajogging und Bewegungsübungen im Wasser durchgeführt werden. Nach Erreichen der Vollbelastung manuelle Anwendungen im Subtalargelenk und weiterhin Dehnübungen im Hinblick auf die Dorsalextension. Der Patient sollte gedämpftes Schuhwerk und Pufferabsätze tragen, Einlagenversorgung nach Maß nach Adaptation an die neue Dynamik und Statik frühestens nach einem halben Jahr.

Valgisierend und varisierende Osteotomie

Technik

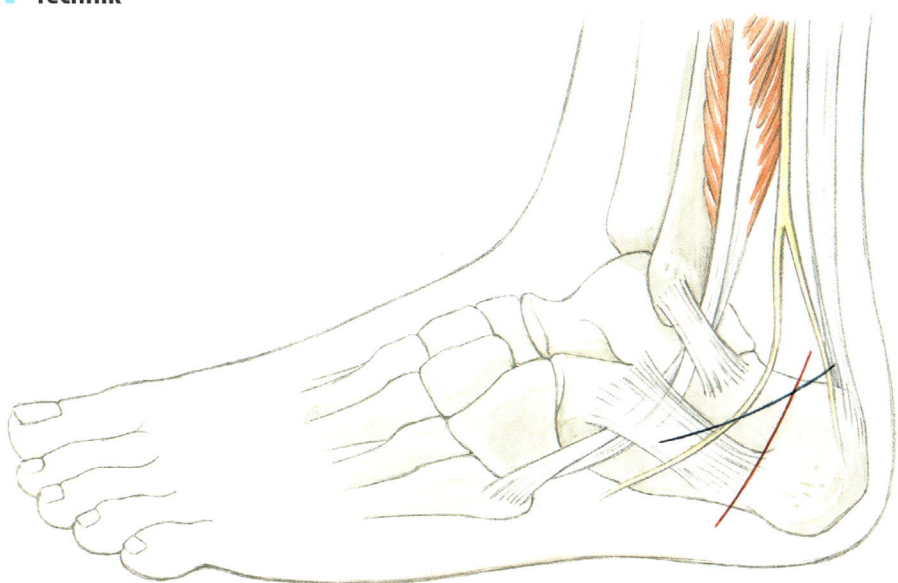

Abb. 1. Zugangswege für Kalkaneusosteotomien unter Beachtung der Anatomie des Nervus suralis. Der leicht geschwungene modifizierte Palmer-Zugang (blau) eignet sich besser bei komplexen Osteotomien mit dreidimensionalen Translationen und Keilentnahmen.

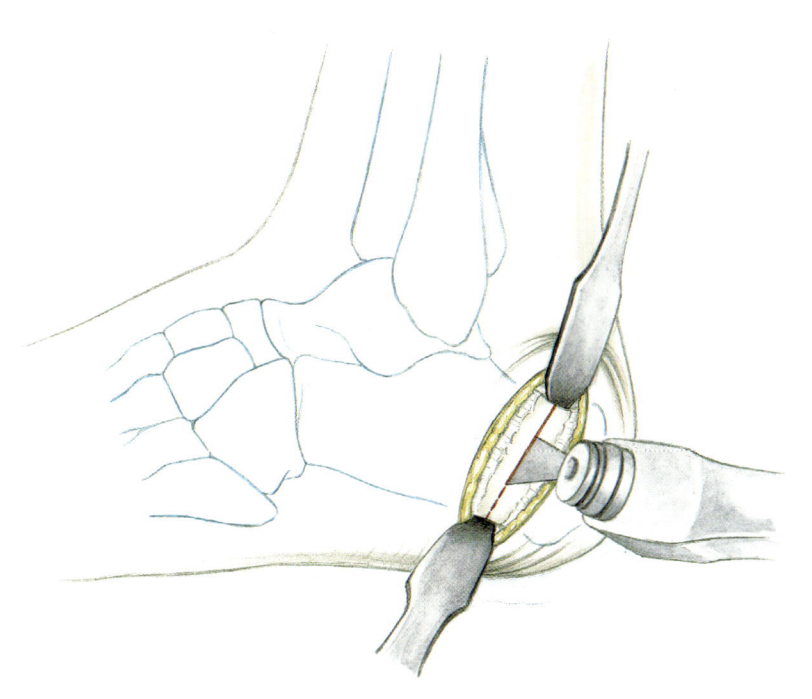

Abb. 2. Einfache Osteotomie für mediale oder laterale Translation. Direkter Zugang und Darstellen des Tuber calcanei mit zwei Hohmann-Haken. Die laterale Cortex wird bis zur medialen Gegenkortikalis mit einer oszillierenden Säge osteotomiert.

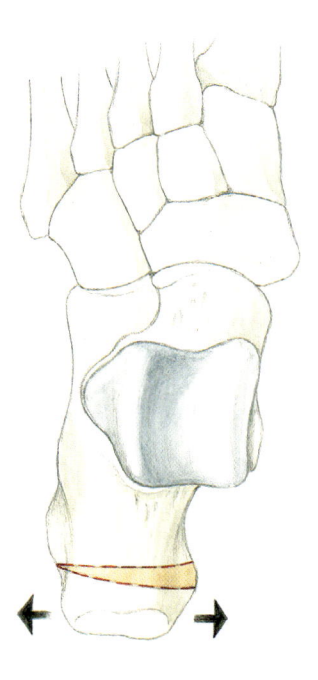

Abb. 3. Schematische Darstellung der Varus- oder Valguskorrektur

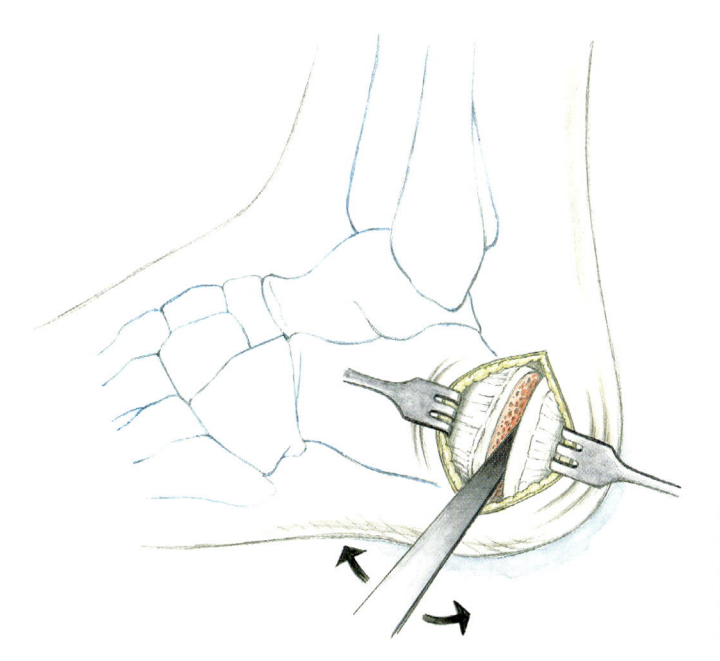

Abb. 4. Durchtrennung der lateralen Kortikalis mit einem Lambotte-Meißel. Manipulation mit dem Lambotte-Meisel zur Lösung der medialen Kapsel-Bandstrukturen um das posteriore Fragment zu mobilisieren.

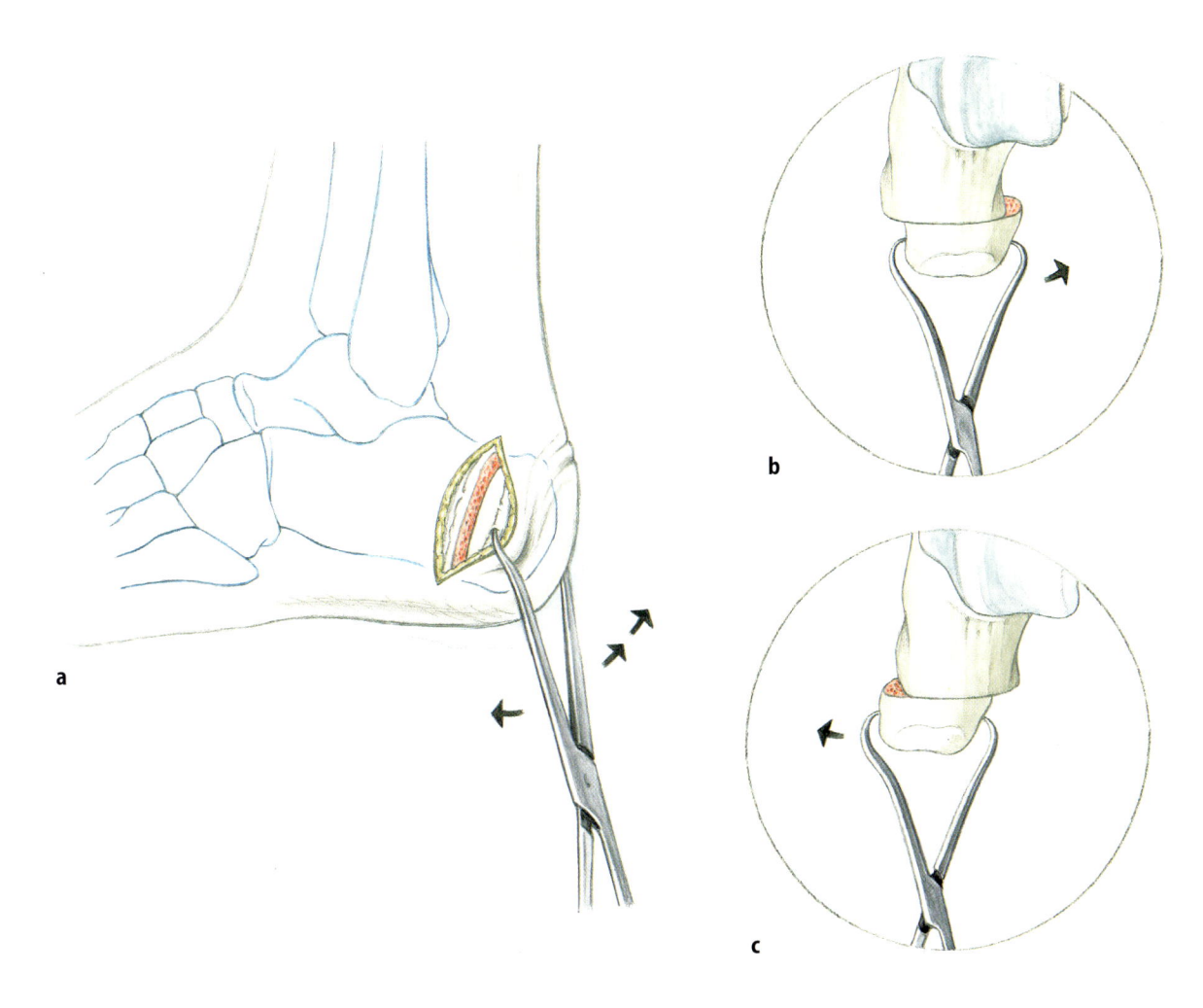

Abb. 5. a Manipulation mit einer großen Repositionszange mit Spitzen, wobei sowohl eine Medialisierung oder Lateralisierung als auch Kaudalisierung und Kranialisierung erfolgen kann. In Einzelfällen muss im Bereich der Insertion die Plantarfaszie stumpf mobilisiert werden.

b, c Mediale Translation beim Rückfußvalgus, laterale Translation bei Rückfußvarus.

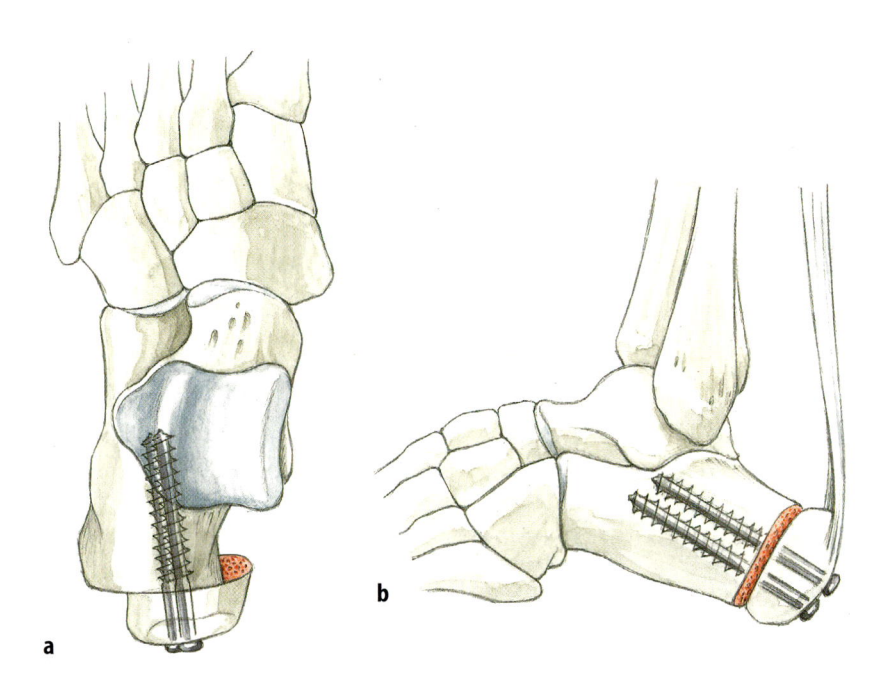

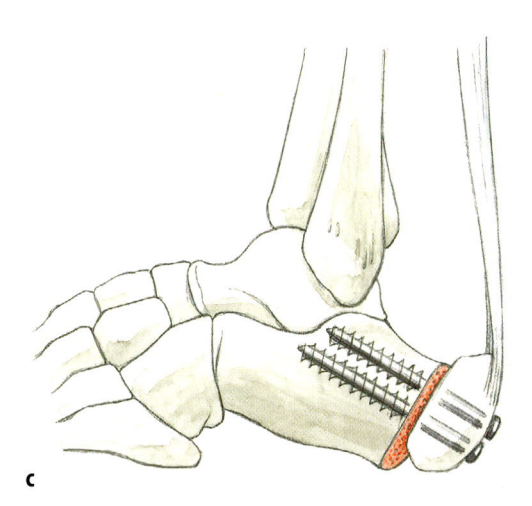

Abb. 6. a, b Fixierung mit zwei 7,3 kanülierten Spongiosaschrauben, die eine Vollbelastung bei einfacher Translation nach 4 Wochen ermöglichen.
c Bei Achilles- sehnenkürzung kann durch leichte Kranialisierung des Tuberfragments eine relative Verlängerung der Achillessehne durchgeführt werden. Dieses sollte jedoch nur bei einer „ausreichenden Kalkaneussteigung" erfolgen.

Valgisierend und varisierende Osteotomie ■ 75

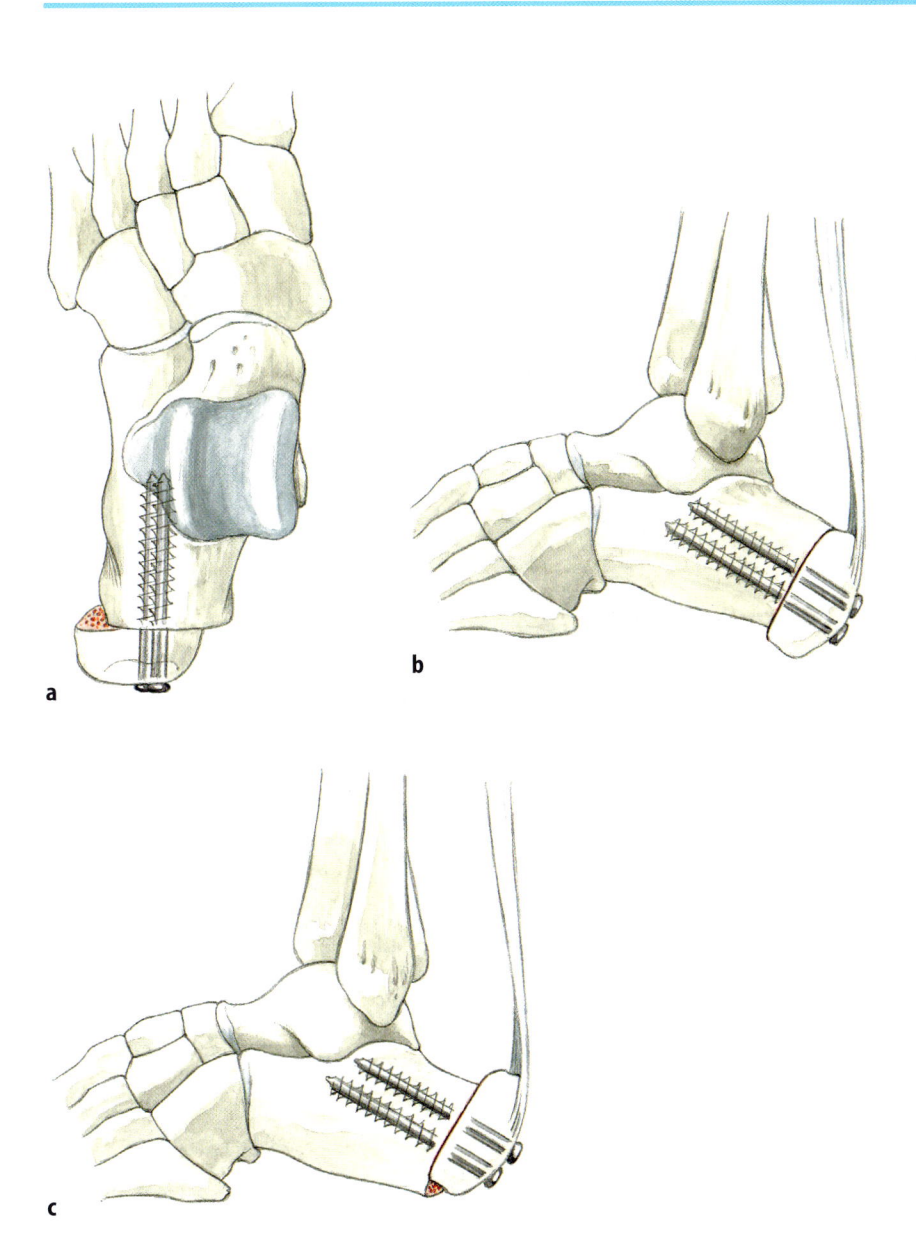

Abb. 7. a, b Lateralisierung bei Rückfußvarus, auch hier Fixierung mit zwei kanülierten 7,3er Schrauben. **c** Ferner kann auch hier bei verkürzter Achillessehne und zur Abflachung der Kalkaneussteigung („Calcaneal pitch") eine Kranialisierung erfolgen.

Rotations-wedge-Osteotomie

Technik

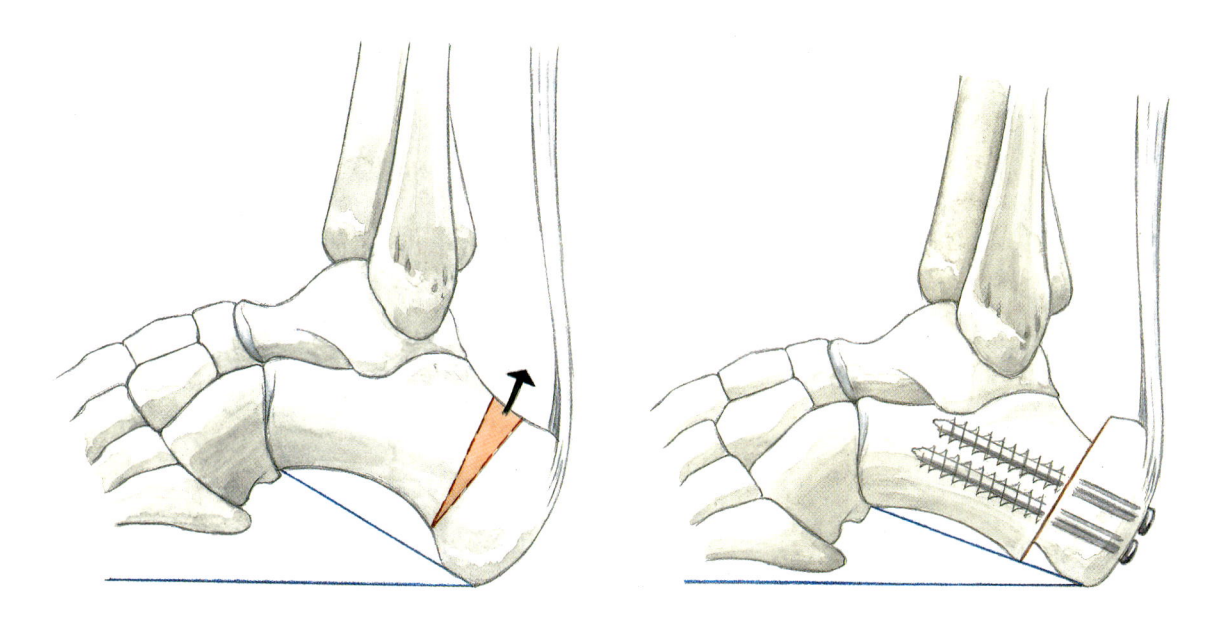

Abb. 8. Zur Verbesserung der Kalkaneussteigung wird ein trapezoider Keil mit der Basis kranial entnommen und eine Closed-wedge-Osteotomie durchgeführt.

Rotations-wedge-Osteotomie 77

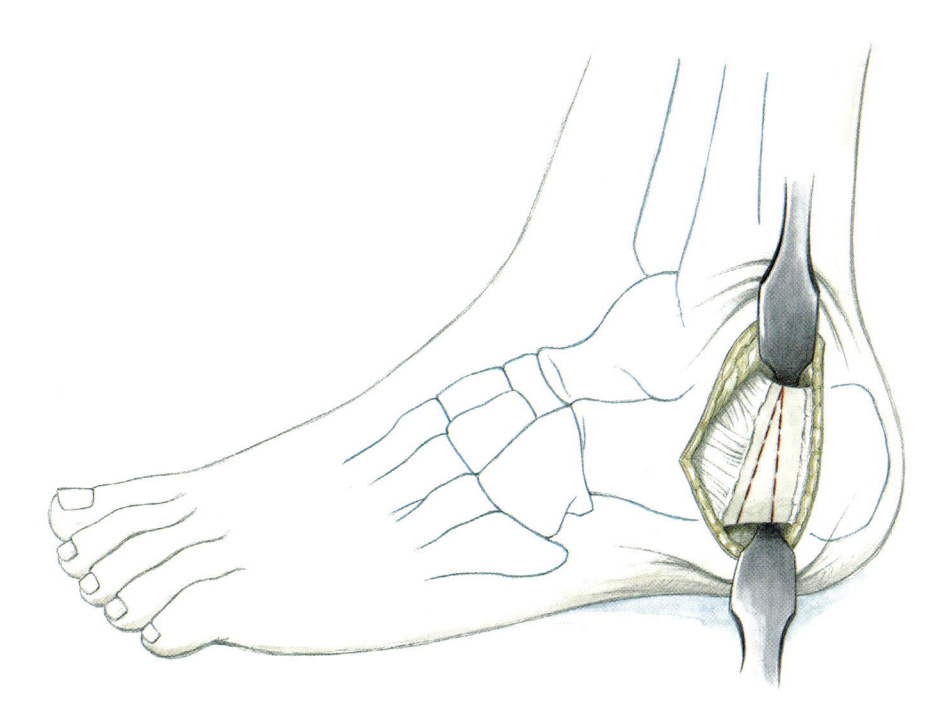

Abb. 9. Komplexe Korrekturosteotomie mit rotierendem Keil bei Pes plano valgus im Kalkaneus.

a

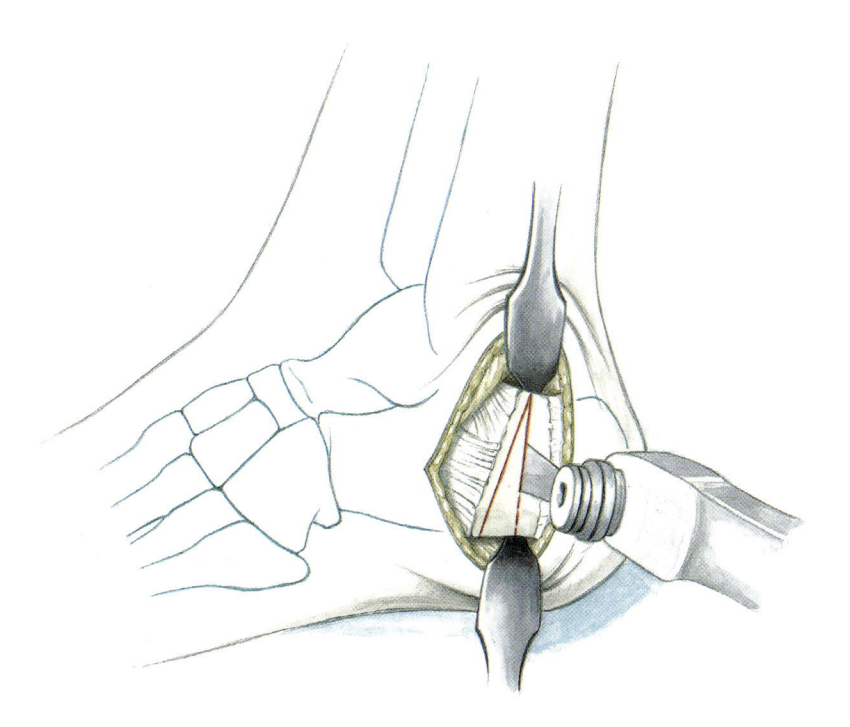

Abb. 10. a Modifizierter Palmer-Zugang und Darstellen des Tuber calcanei, Anzeichnen eines Keiles mit der Basis plantarseitig von 5–8 mm. Aussägen des Keils mit der oszillierenden Säge, Entfernung desselben mit Hilfe von Repositionszangen mit Spitzen.

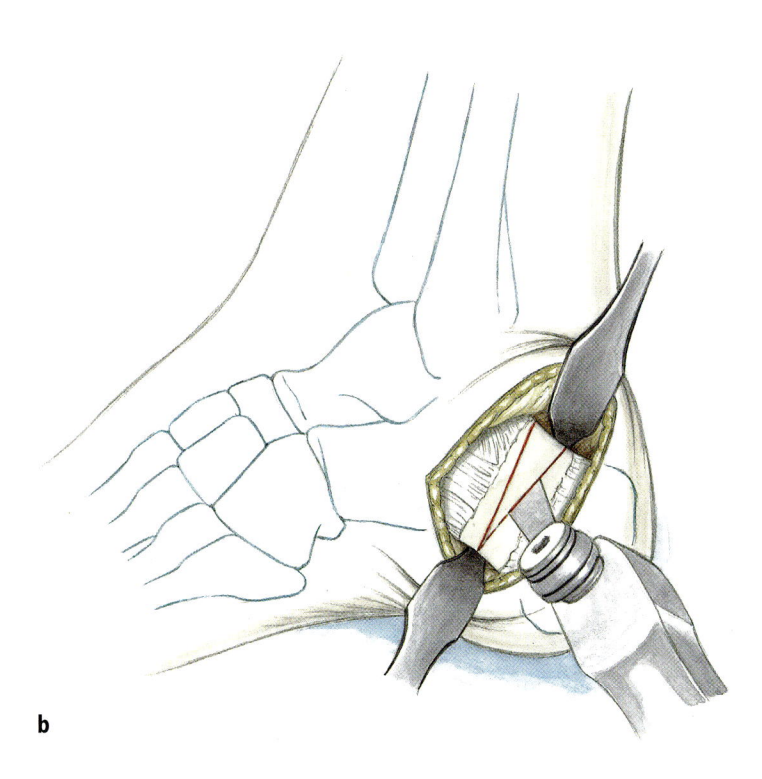

Abb. 10. b Rotations-open-wedge-Osteotomie bei Korrektur des Hohlfusses, Sägen eines Keils mit Basis kranial.

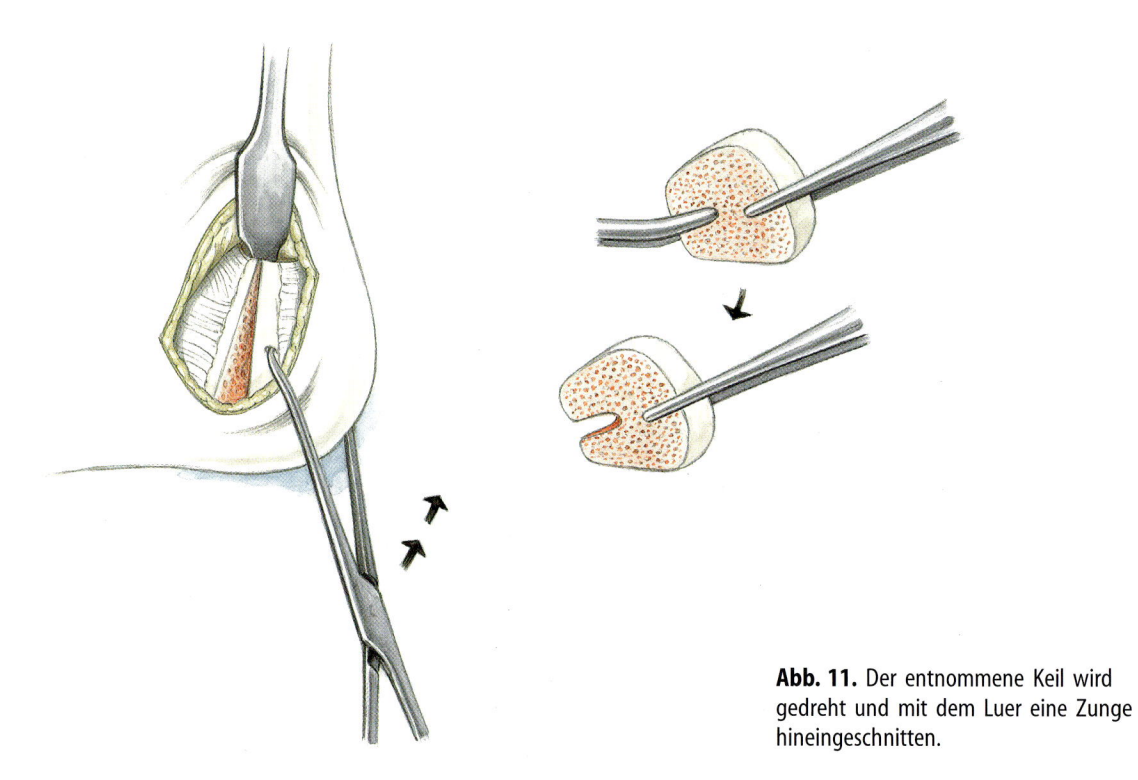

Abb. 11. Der entnommene Keil wird gedreht und mit dem Luer eine Zunge hineingeschnitten.

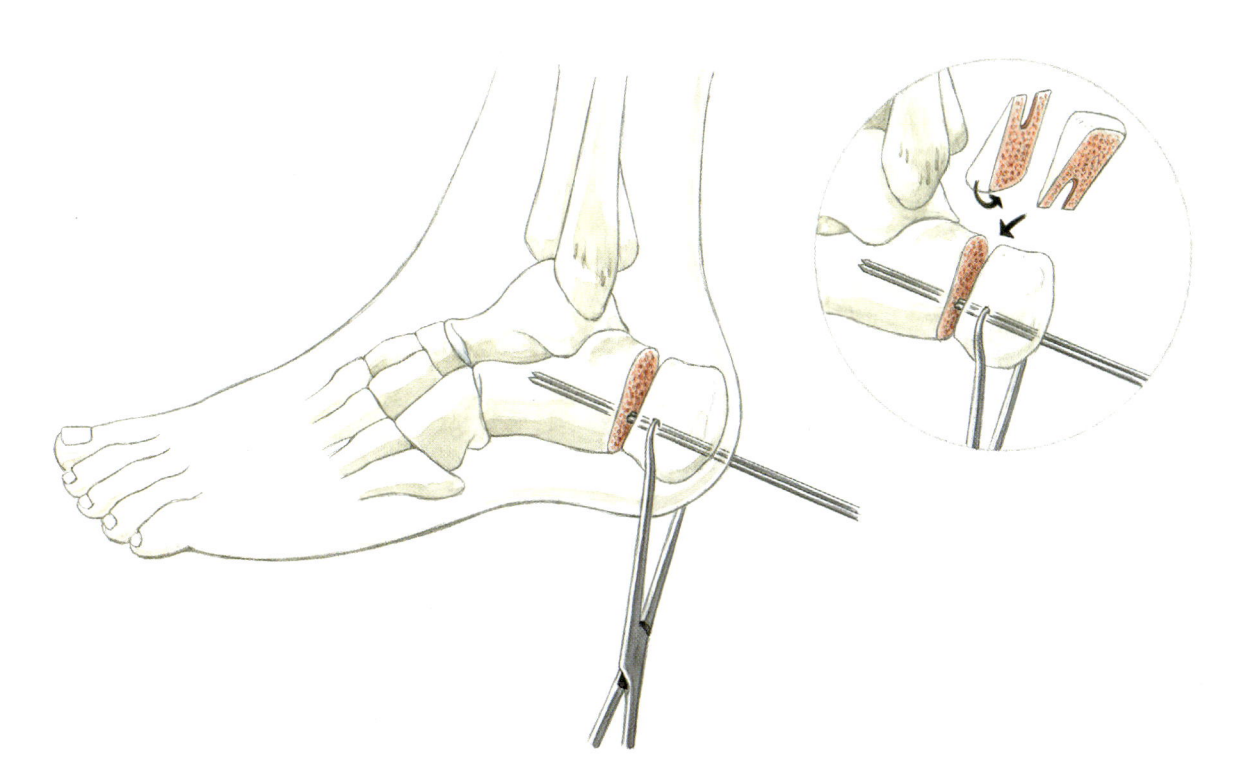

Abb. 12. Es wird nun die Reposition mit Plantarflektierung des Tuberanteils, sowie Translation nach medial durchgeführt. Hierbei sollte die Aufhebung des Zuges der Achillessehne durch Plantarflektion des Fußes erfolgen. Ferner ist auf eine Open-wedge-Stellung zur Verbesserung der Steigung des Tuber calcaneus zu achten. Fixierung mit 2 Führungsdrähten für die 7,3er Schrauben. Es wird nun der gesamte Keil mit der Basis nach kranial so eingeschlagen, dass die Zunge im Bereich der beiden Kirschner-Drähte liegt.

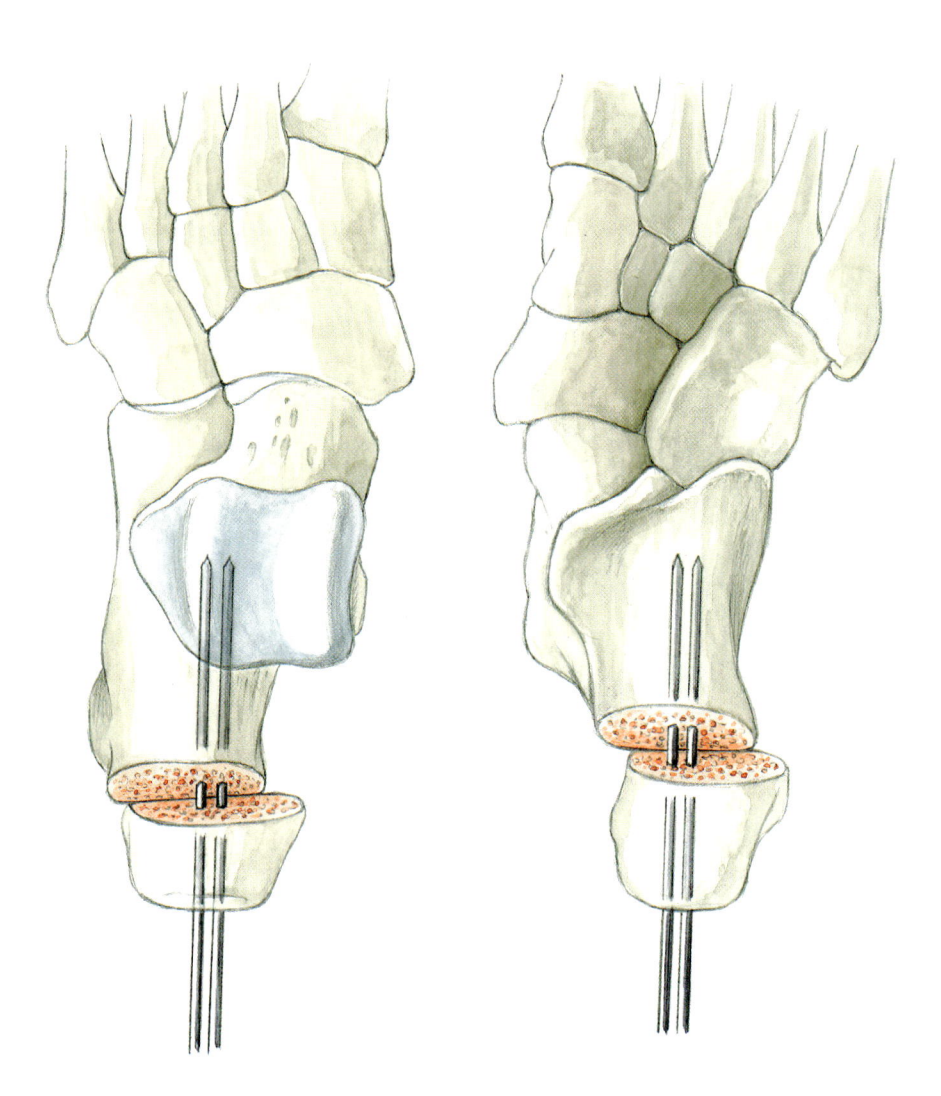

Abb. 13. Schematische Zeichnung der Lage der Spickdrähte und der Translation medialseitig und in Open-wedge-Technik. Open-Rotations-wedge-Korrektur des Hohlfuß, links zu sehen, mit nach oben offenen Keil und medialer Verschiebung des Tuber calcanei. Bei der Pes-cavo-varus Aufsicht von plantar erfolgt die Open-wedge-Korrektur mit Lateralisierung des Tuber.

Rotations-wedge-Osteotomie 81

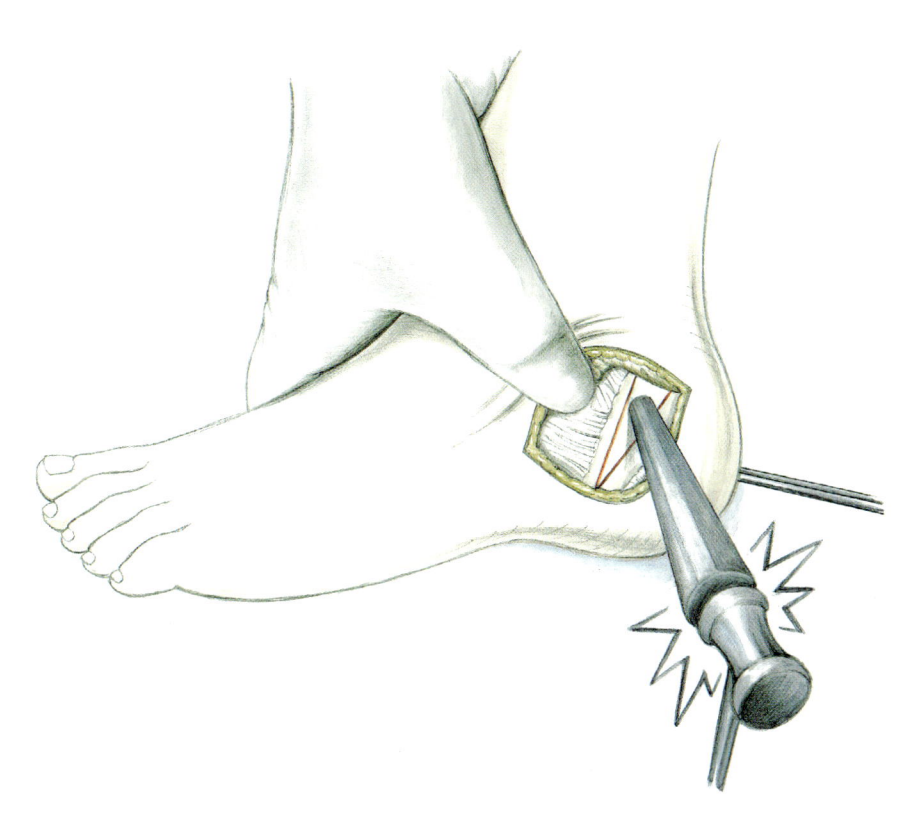

Abb. 14. Einschlagen des kortikospongiösen Spanes mit Hilfe eines Stößels.

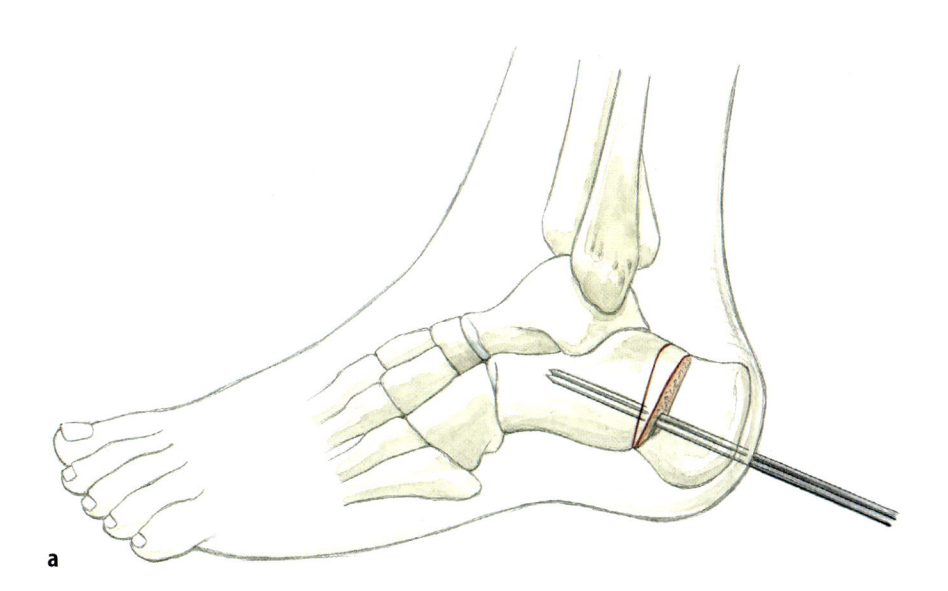

Abb. 15. a Darstellung der fertigen Korrekturosteotomie mit Verbesserung der Kalkaneussteigung (Kalkaneuspitch).

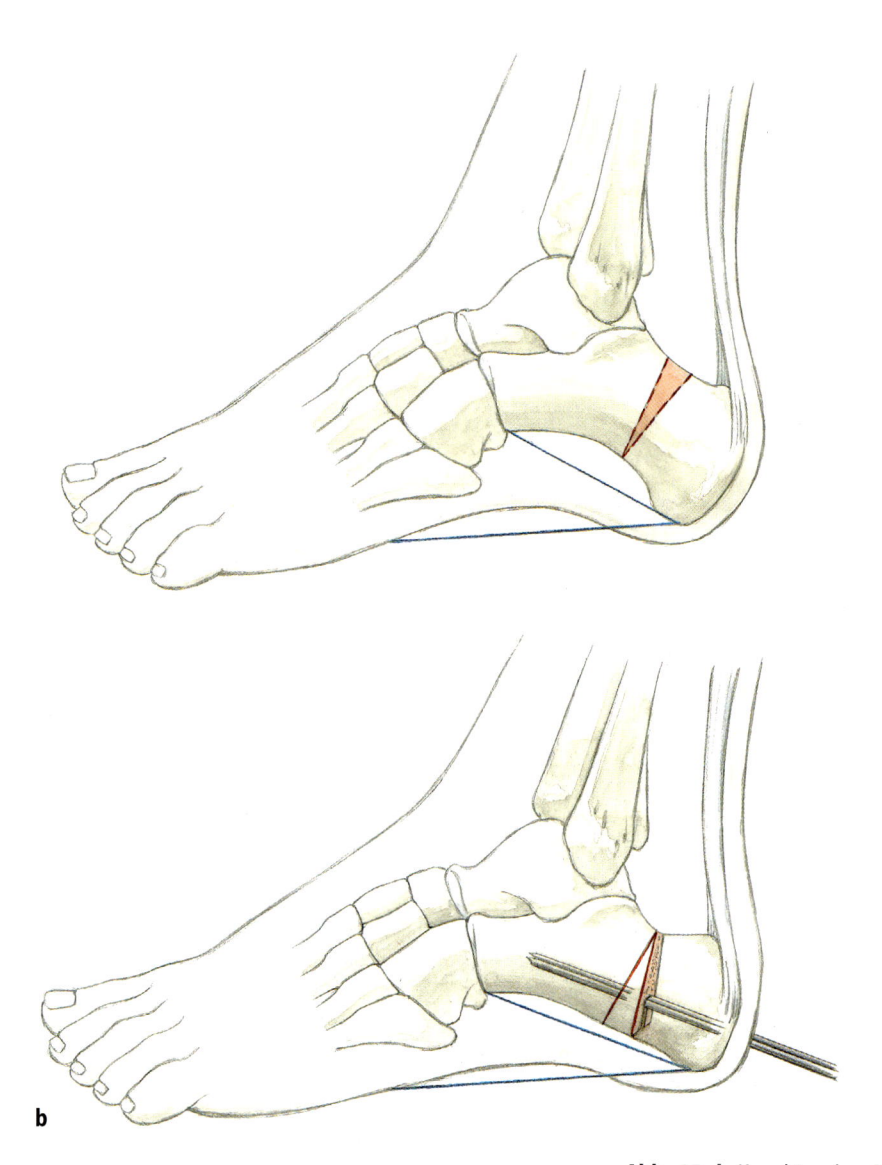

Abb. 15. b Korrektur des „Kalkaneuspitch" durch die Rotations-wedge-Osteotomie mit Abflachung des Kalkaneus-Winkels nach Korrektur.

Rotations-wedge-Osteotomie 83

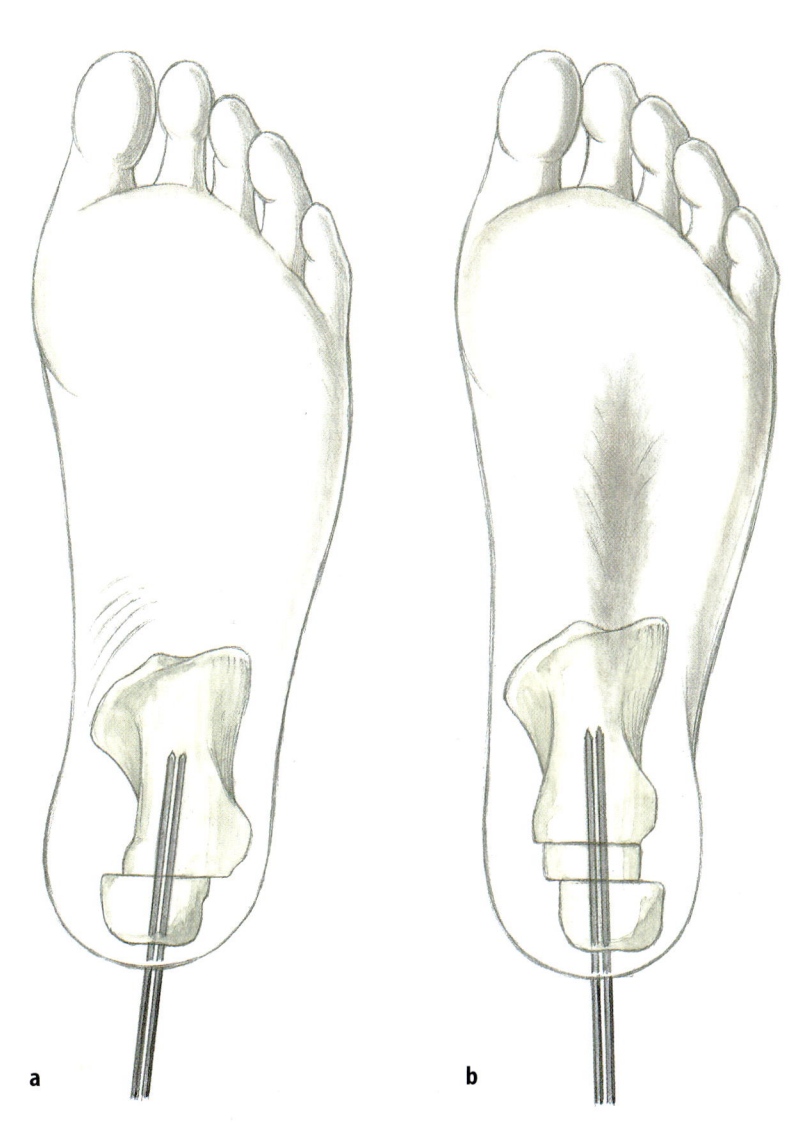

Abb. 16 a, b. Schematische Darstellung der Lage der Spickdrähte bei varisierender oder valgisierender Rückfußosteotomie

7 Sehnentransfer bei Pes plano valgus

Allgemeine Bemerkungen

Operatives Set-up

Lagerung in Rückenlage. Das kontralaterale Bein wird abgeklappt, laterale und mediale Stütze, um so durch Schwenken den Zugang und das Operieren zu verbessern. Rasur im OP-Feld im distalen oberen Sprunggelenk. Antibiotikaprophylaxe mit Cefalosporin dritte Generation oder Ähnlichem. Intraoperative Thromboseprophylaxe mit niedermolekularem Heparin, Narkoseinleitung.

Operationsprinzip

Bei Insuffizienz der Tibialis-posterior-Sehne sollten zwei Aspekte bei dieser Augmentation immer beachtet werden. Das Eine ist, dass nicht unnötig alles degenerierte Gewebe der Tibialis-posterior-Sehne vollständig reseziert wird, zum Anderen muss aber auch beachtet werden, dass die Tibialis-anterior-Sehne nicht zu stark augmentiert wird, so dass es zu einem schweren Sehnenimpingement in diesem Bereich nach dem Verschluss des Retinakulums kommt. Diese könnte die gewünschte dynamische Wirkung durch eine massive Narbenbildung vollständig aufheben. Für die Einstellung der Spannung in Supination und Spitzfußstellung gilt prinzipiell, dass je stärker die Spannung am Ende der Operation ist, umso besser ist die Korrektur. Aus eigener Erfahrung und aus der Mitteilung anderer erfahrener Kollegen besteht eigentlich in der Regel extrem selten das Problem einer zu starken Verkürzung mit entsprechender Funktionseinschränkung.

Der alleinige Sehentransfer ist beim flexiblen Pes plano valgus nicht geeignet, die komplexe Pathologie zu lösen. Immer sollte die Verkürzung der lateralen Fußsäule korrigiert werden, um durch die anatomische Einstellung des Talonavikulargelenkes die medialen Strukturen zu entlasten.

Es sollte eine temporäre Arthrodese des talonavikulären Gelenkes mit einem 2,0er KirschnerDraht in Supination und Equinusstellung, nach Korrektur der Fehlstellung im Chopart-Gelenk durchgeführt werden. Diese führt nicht nur zu einer stabileren Ausheilung einer eventuellen additiven Fusion des CC-Gelenkes oder Evans-Osteotomie sondern auch zu einem stabilen, in entsprechender Spannung verheilendem Sehnentransfer.

Indikation

Relevante Degeneration der Tibialis-posterior-Sehne mit entsprechender klinischer Symptomatik. In den meisten Fällen in Kombination mit additiven Prozeduren wie CC-Funktion und Kalkaneusosteotomie. Der alleinige Sehnentransfer zur therapeutischen Behandlung des Pes plano valgus ist nicht erfolgreich.

Kontraindikation

Schwere arthrotische Veränderungen im Subtalargelenk und in den talonavikularen Gelenken. Hier muss eine Triplearthrodese durchgeführt werden.

Spezielle Patientenaufklärung

Gips für 6 Wochen, danach Bewegungsübungen, vor allen Dingen anfänglich im oberen Sprunggelenk, um die Dorsalextension zu erreichen. Ab der 8. Woche Manipulation im unteren Sprunggelenk, anfänglich Unterstützung der Mobilisation durch Physiotherapie, sowie auch durch Bewegungsübungen im Wasser. Einlagen nach Maß ab einem halben Jahr (siehe auch Nachbehandlung Rückfußosteotomie).

„Split Tibialis anterior"-Sehnentransfer

Technik

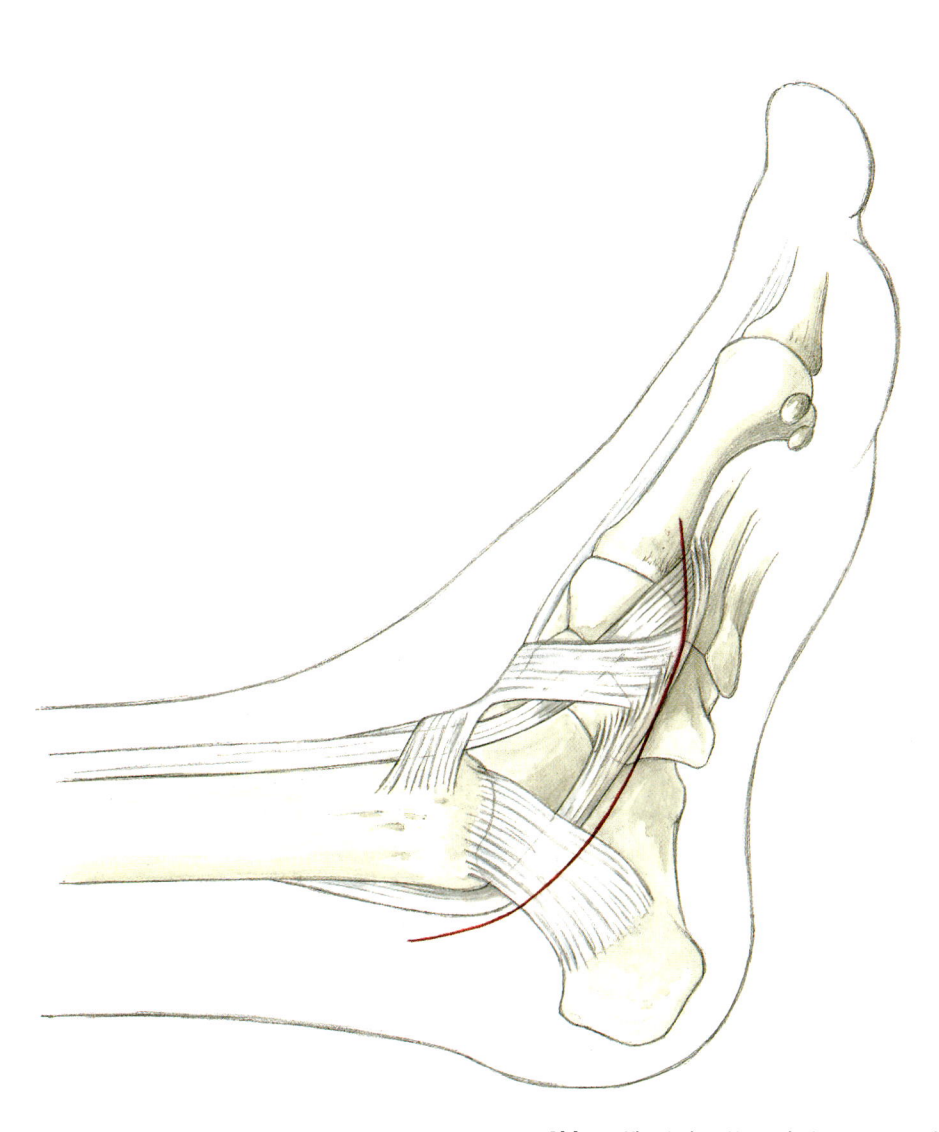

Abb. 1. Klassischer Hautschnitt posterior der Tibialis-posterior-Sehne bis hin zur Insertion, leicht angeschwungen in Richtung der Tibialis-anterior-Sehne.

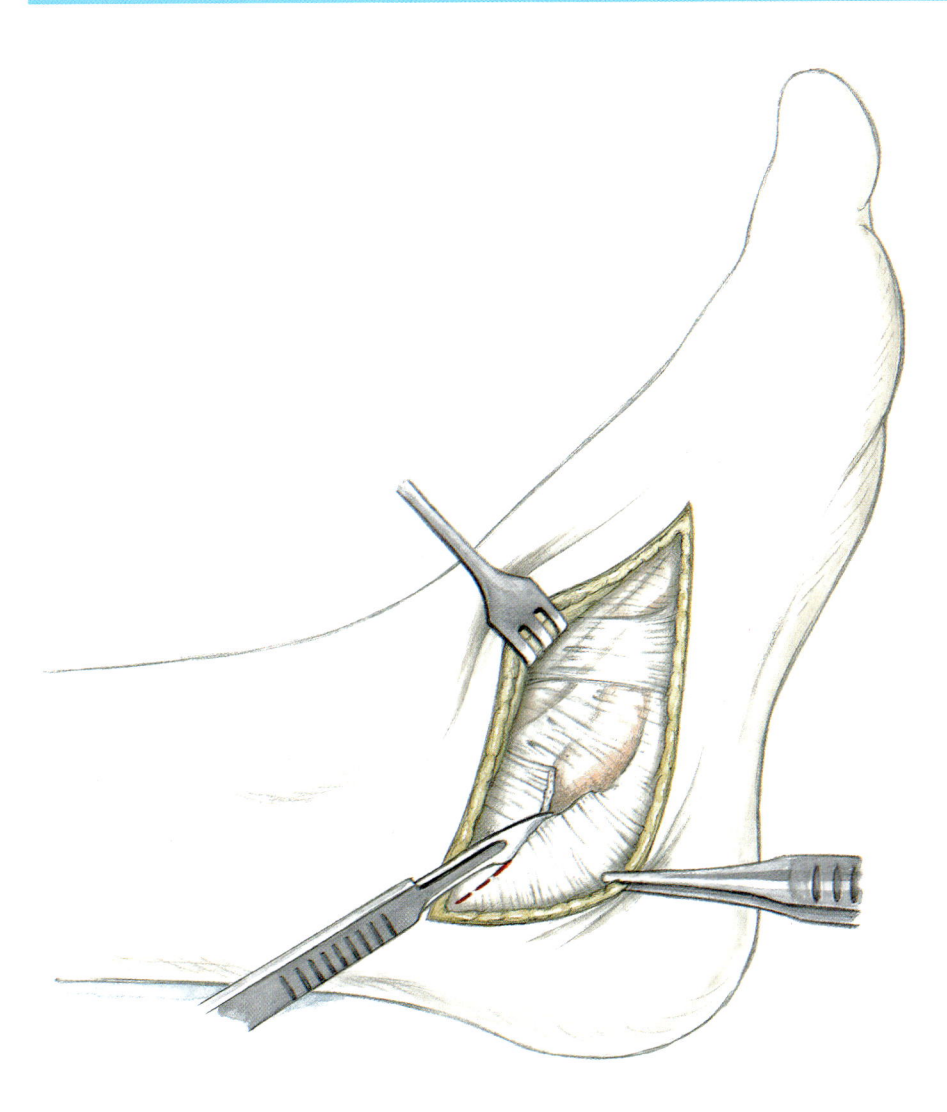

Abb. 2. Eröffnen des Retinakulums, Darstellung der Tibialis-posterior-Sehne.

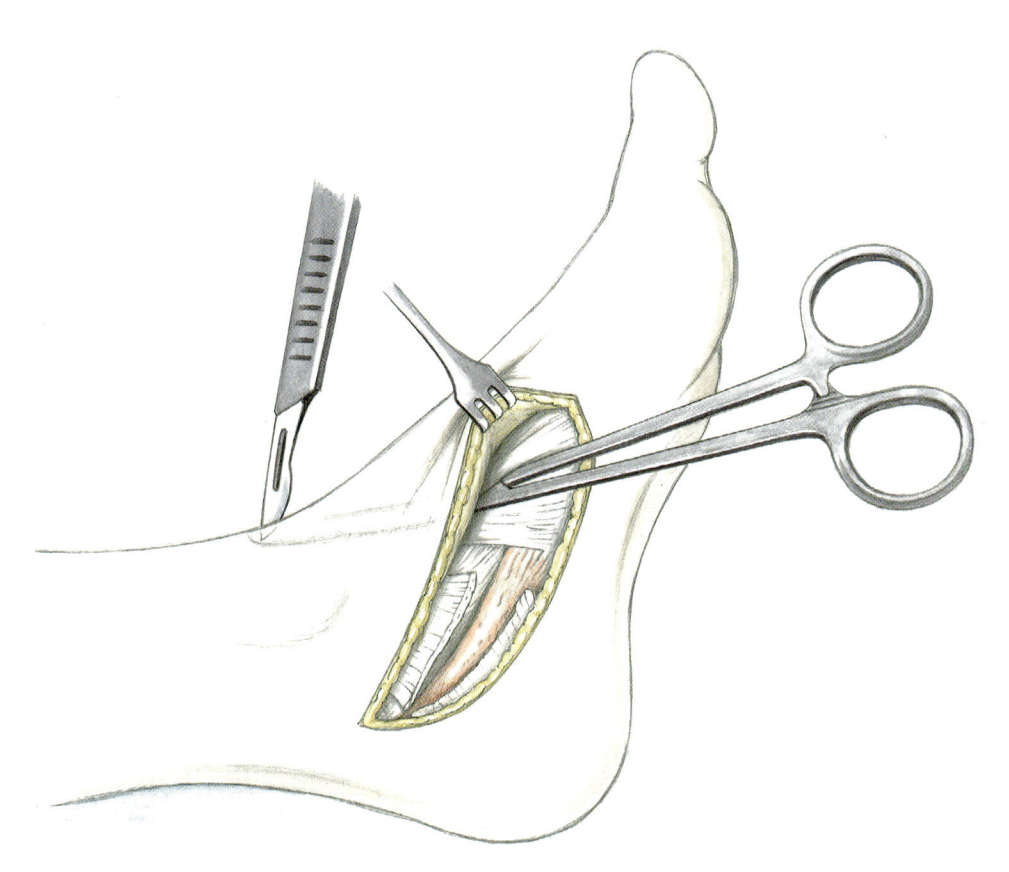

Abb. 3. Nach Darstellung der Tibialis-anterior-Sehne Tunnelung zum OSG mit einer Kornzange, Inzision etwa in Höhe des oberen Sprunggelenkes leicht kranial.

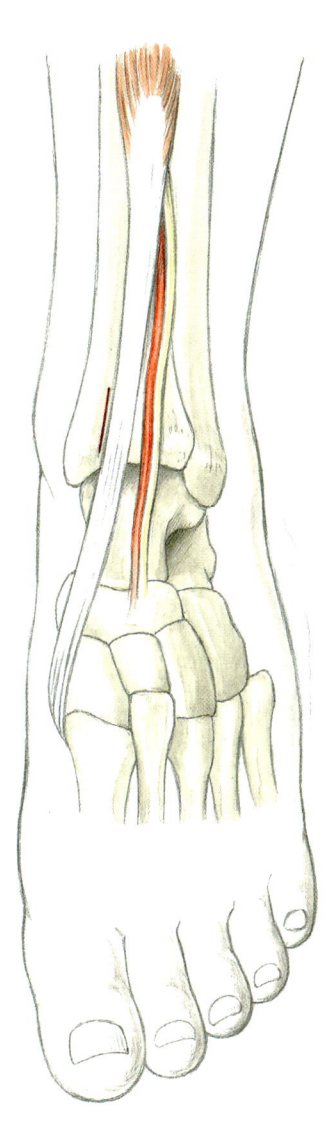

Abb. 4. Darstellung des Zugangs im Bereich des oberen Sprunggelenks zur Präparation der Tibialis-anterior-Sehne.

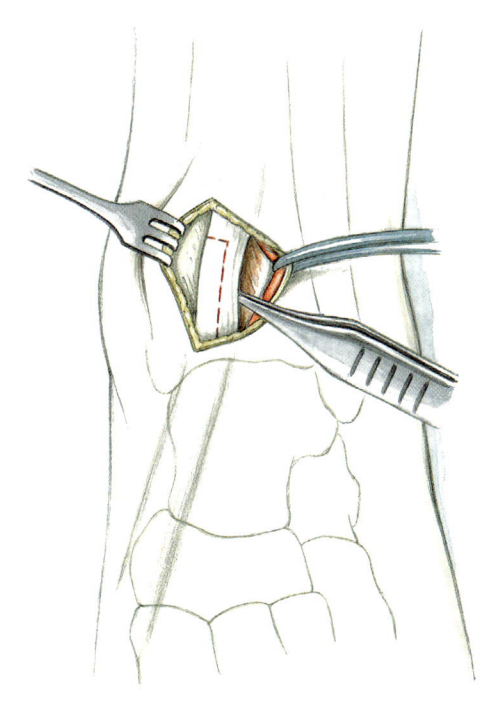

Abb. 5. Präparation eines halben Sehnensplins.

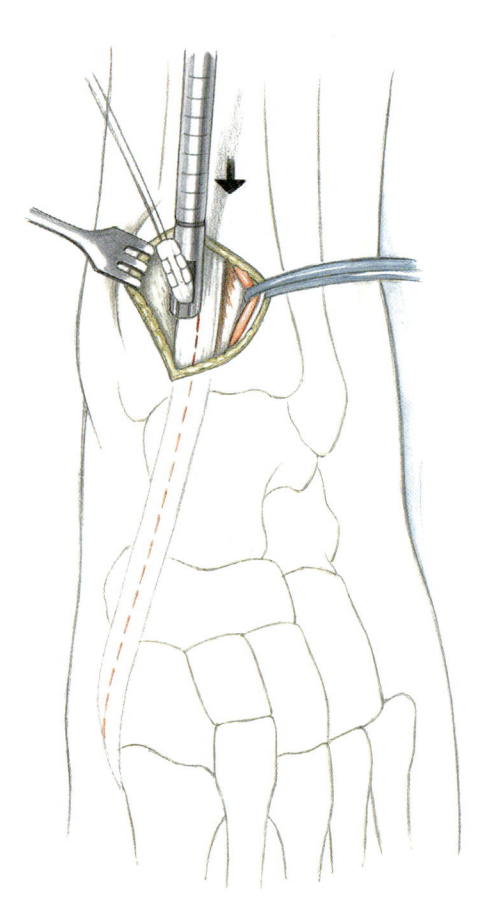

Abb. 6. Es werden nun Krackow-Nähte im proximalen Anteil gelegt und mit einem Sehnenstripper die Sehne nach distal geteilt. Dabei sollte der mediokaudale Anteil genommen werden.

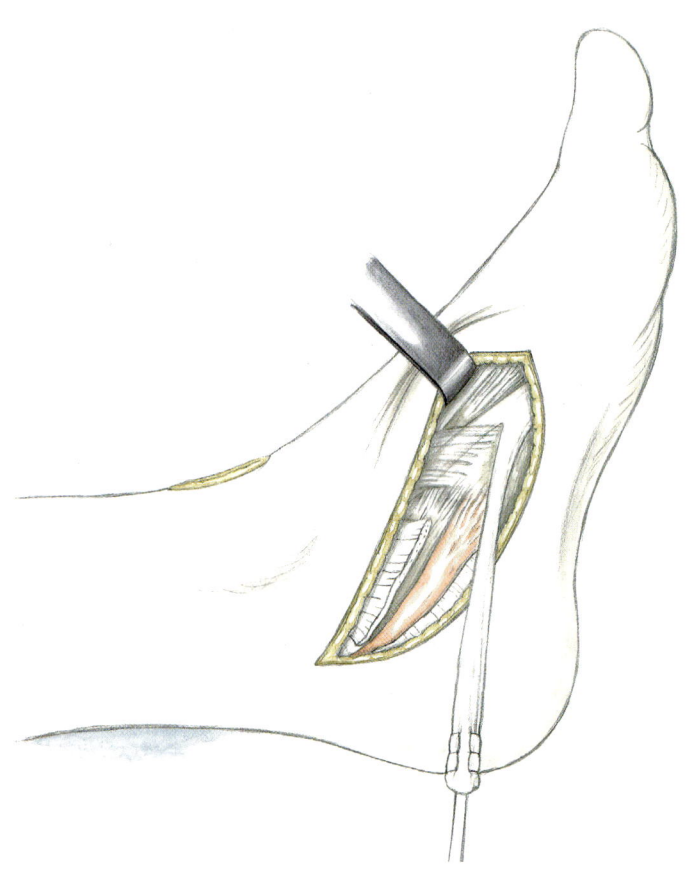

Abb. 7. Herausziehen des halben Tibialis-anterior-Splints.

Abb. 8. Durchziehen der Tibialis-anterior-Sehne durch die Tibialis-posterior-Sehne in Pulvertafft-Technik.

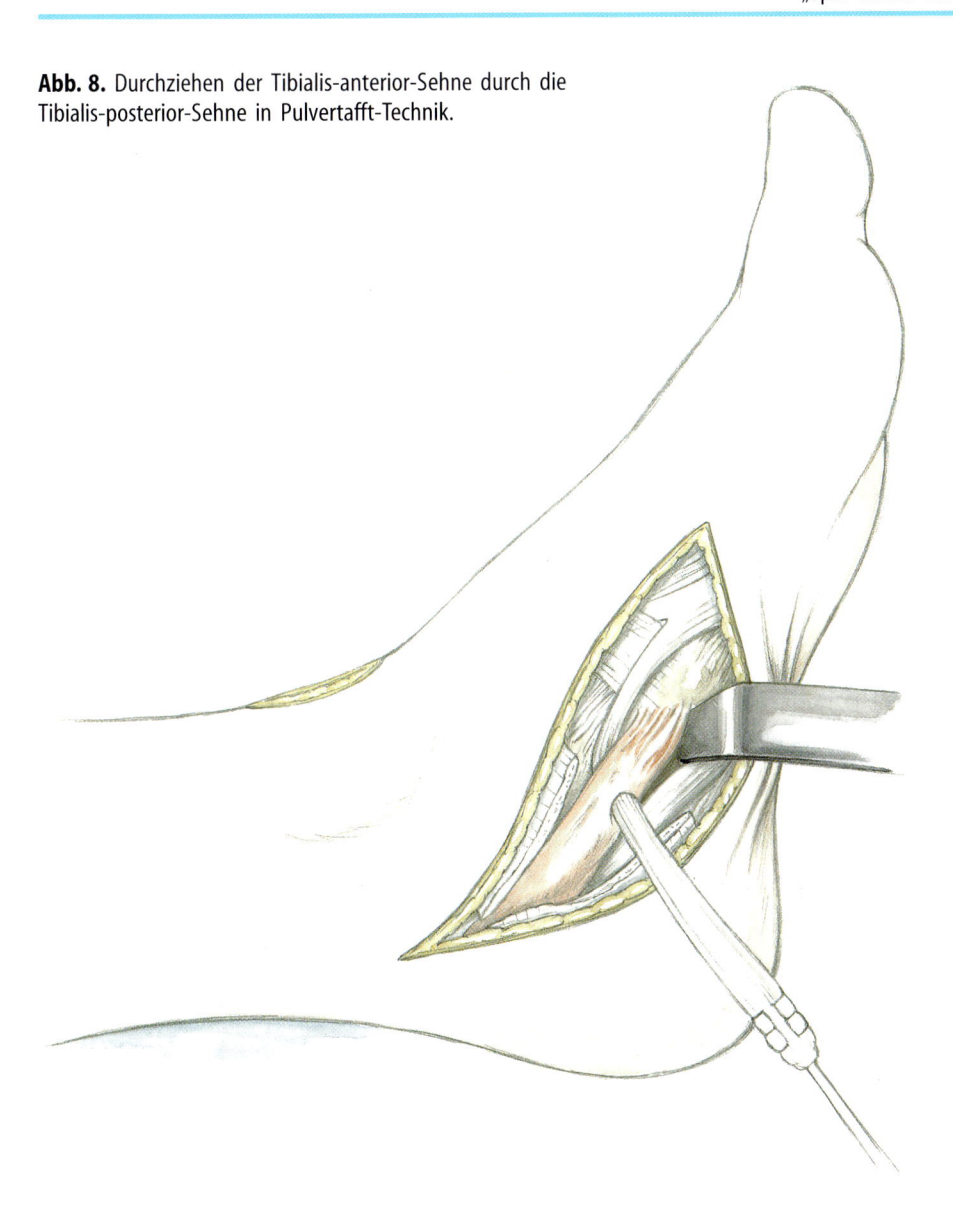

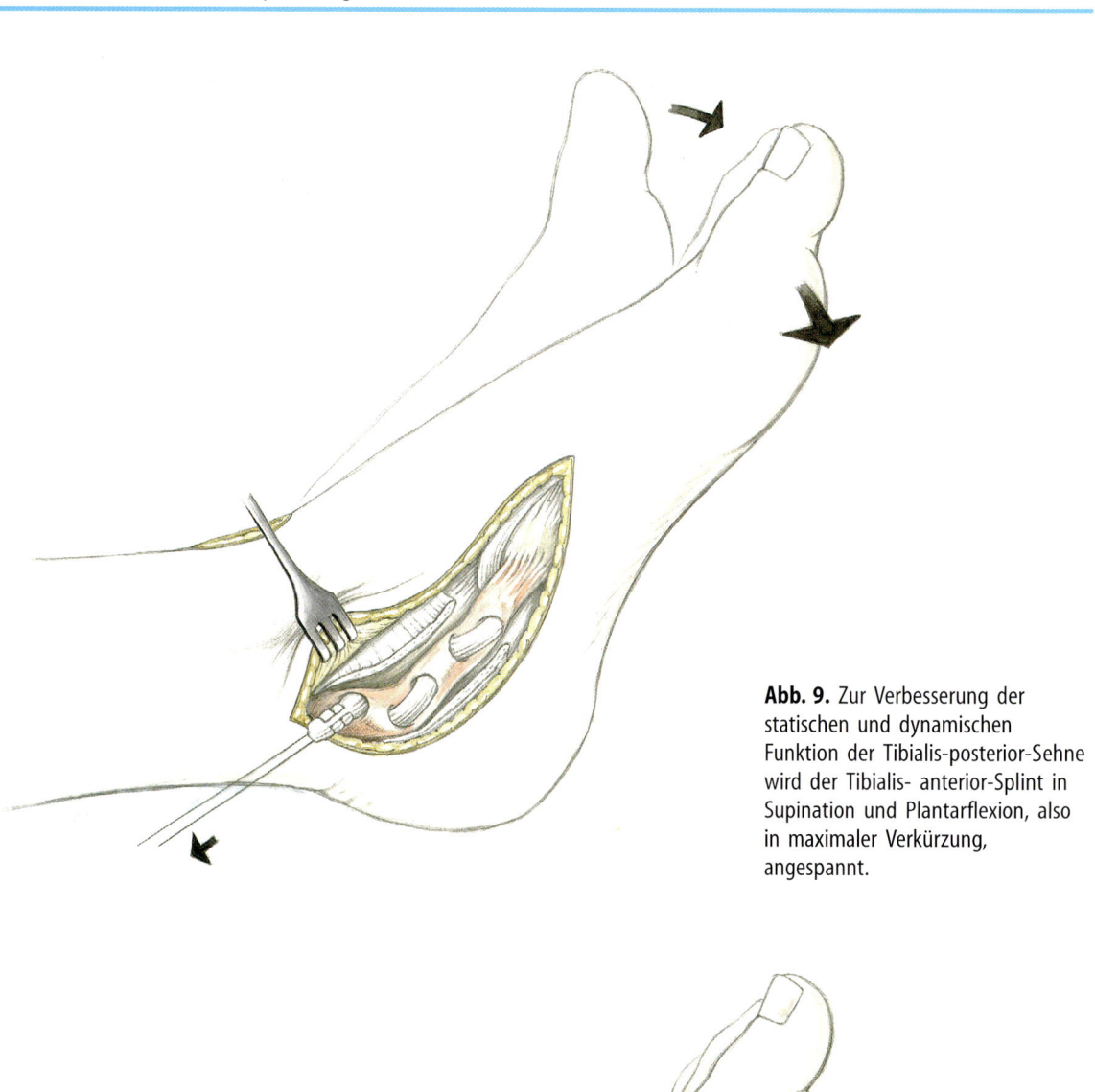

Abb. 9. Zur Verbesserung der statischen und dynamischen Funktion der Tibialis-posterior-Sehne wird der Tibialis-anterior-Splint in Supination und Plantarflexion, also in maximaler Verkürzung, angespannt.

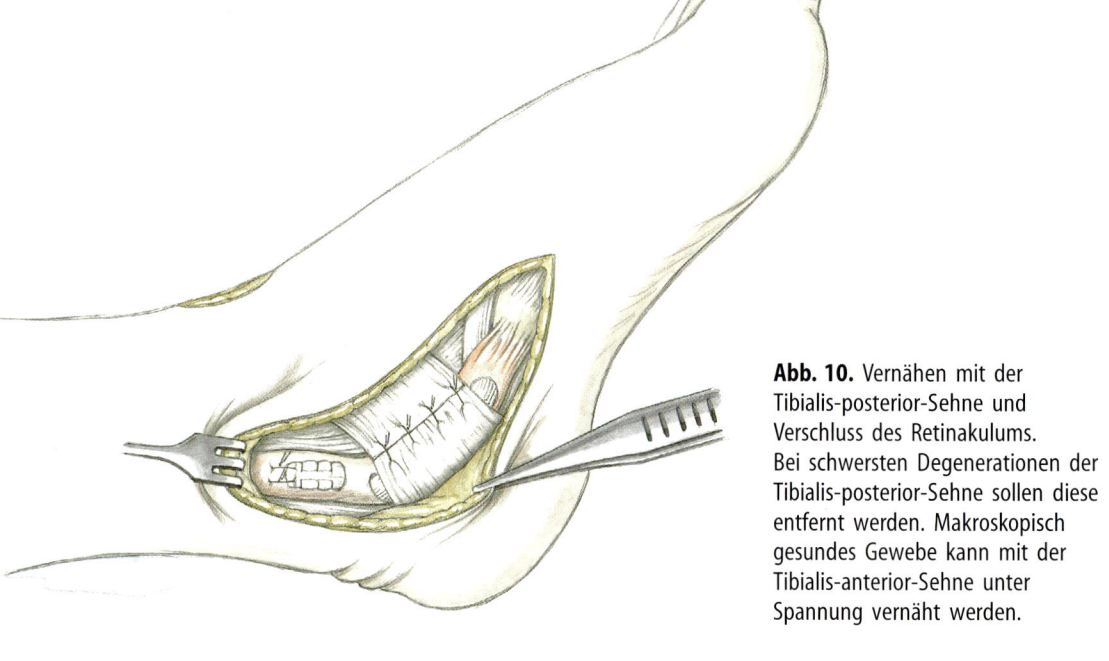

Abb. 10. Vernähen mit der Tibialis-posterior-Sehne und Verschluss des Retinakulums. Bei schwersten Degenerationen der Tibialis-posterior-Sehne sollen diese entfernt werden. Makroskopisch gesundes Gewebe kann mit der Tibialis-anterior-Sehne unter Spannung vernäht werden.

8 Vorfußchirurgie

Allgemeine Bemerkungen

Operatives Set-up

Die prekären Fragen im Bereich der Vorfußchirurgie für das operative Set-up betreffen die Anästhesie und die Frage nach der Blutsperre/Blutleere. Hier spielen natürlich auch logistische Voraussetzungen eine erhebliche Rolle, die das Vorgehen beeinflußen. Aus meiner Sicht ist die Vorfußchirurgie eine extreme Präzisionschirurgie. Präzision ist nur bei sehr guter Übersicht und Entspannung aller Beteiligten an der Operation (Patient *und* Operateur) optimal möglich. Daher bevorzuge ich, wenn möglich eine Vollnarkose mit einer vollständigen Blutleere. Zur postoperativen Schmerzausschaltung sollte immer ein Fußblock durchgeführt werden, damit der Patient diese wirklich schmerzhafte Chirurgie beim Nachlassen der Anästhesie oder Narkose nicht traumatisch erfährt.

Lagerung

Standard Rückenlagerung, das kontralaterale Bein wird abgesenkt. Es wird von kontralateral aus operiert. Wechselnde Position bei zusätzlicher Kleinzehenoperationen, wobei aus meiner Sicht das frontale Stehen vor dem Bein am übersichtlichsten erscheint. Präoperative Antibiotikaprophylaxe und Thromboseprophylaxe s. o. Unterlegen des Unterschenkels mit einer Rolle, um ausreichend Bewegungsfreiheit bei der Operation zu haben. Obligates Einlegen von Redondrainagen (CH8) in der Hallux- und aufwendigeren Kleinzehenchirurgie (ab 2 Zehen).

Patientenaufklärung

Schwellzustände bis zu einem halben Jahr mit entsprechender Einschränkung der Beweglichkeit. Bewegungseinschränkung besonders in der Kleinzehenchirurgie durch Narbenbildungen. Einschränkung der Beweglichkeiten in der Dorsal- und Plantarflexion und eventuell gepaart mit Kraftminderungen aufgrund veränderter Hebelverhältnisse.

Nachbehandlung

Entlastung des Vorfußes im entsprechenden Vorfußentlastungsschuh für 2–3 Wochen entsprechend der Wundheilung und den Schwellzuständen. (Bei Schwellung und Schmerzen sollte der Vorfußentlastungsschuh für 3 Wochen getragen werden.) Physiotherapeutische Anwendungen und Lymphdrainage zur Verbesserung des Bewegungsausmaßes postoperativ vorsichtig geführt unter leichter Distraktion im MTP-Gelenk. Das Bewegungsausmaß wird durch die Schmerzen bestimmt. Kryotherapie noch über einen längeren Zeitraum, gerade wenn maximale Bewegungsausmaße im Schmerzbereich erreicht werden sollen. Bei der Krankengymnastik sollte das Metatarsale als auch die Großzehe geführt werden, um keine Hebel auf die Osteotomien auszuüben. Übergang nach dem Vorfußentlastungsschuh in eine Sandale mit großem Vorfußvolumen, evt. mit Klettverschlüssen. Zunehmende Belastung nach beginnender Durchbauung der Osteotomie. Ab dem 3. Monat Joggen. Biomechanische Untersuchungen haben eine deutlich höhere Stabilität der Ludloff-Osteotomie gegenüber der Scarf-Osteotomie belegt.

Besonderes Nachbehandlungsschema

Nach unseren Erfahrungen hat sich postoperativ eine Kortisongabe (Fortecortin 4 mg) am Abend des OP-Tages 8 mg, am ersten postoperativen Tag 4 mg, am zweiten Tag 2 mg, am dritten postoperativen Tag begleitet von einer Antibiotikatherapie im Sinne einer Schmerz- und Schwellungsbehandlung exzellent bewährt. Die Patienten sind in der Regel nach 2–3 Tagen weitgehend schmerzfrei, besonders die Schwellungen nach komplexeren Vorfußrekonstruktionen und damit die Risiken einer Weichteilkomplikation sind erheblich reduziert.

Scarf-Osteotomie

Indikation

Intermetatarsaler Winkel über 15°, Korrekturen beim Hallux valgus mit Verlängerung oder Verkürzung oder Rotationsfehler in der Sagittalebene.

Kontraindikation

Intermetatarsaler Winkel unter 15°.

Aufgrund der in biomechanischen Tests nachgewiesenen geringeren Stabilität gegenüber der Ludloff-Osteotomie sollte bei osteopenischem Knochen oder bei sehr alten Patienten kritisch über die Anwendung der Scarf-Osteotomie nachgedacht werden. Keine Indikation bei sehr großen intermetatarsalen Winkeln (≥20°).

Technik

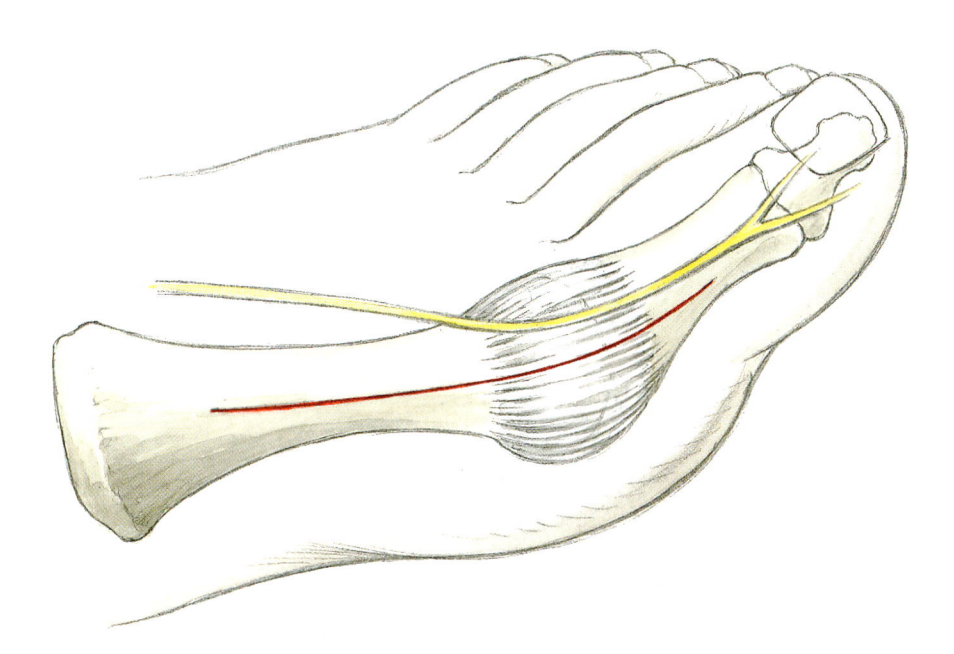

Abb. 1. Anteromedialer Hautschnitt bis fast zur Basis des MT I, unter Schonung des dorsalen Nerven.

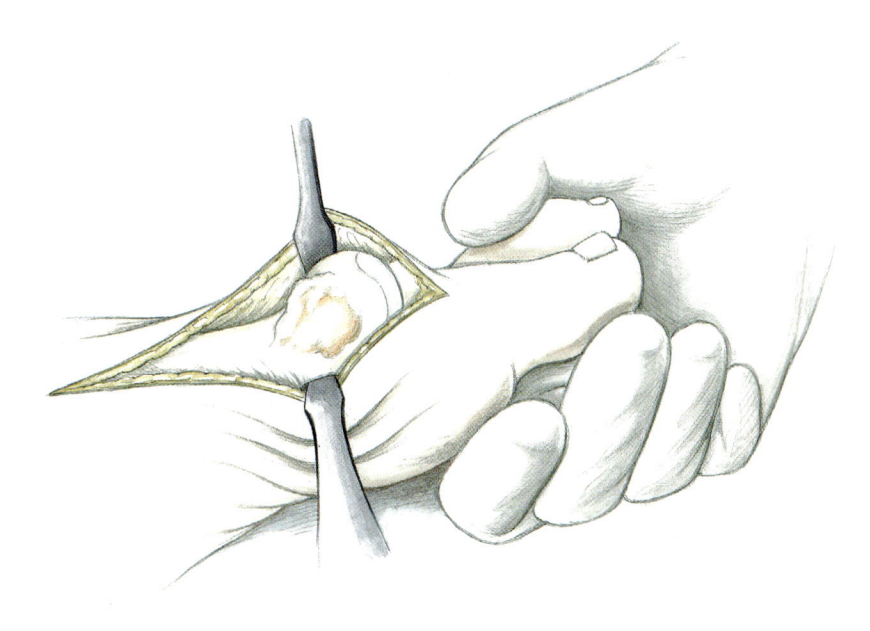

Abb. 2. Präparation und Darstellung des Gelenkes.
Die Kapsel wird horizontal durchtrennt.

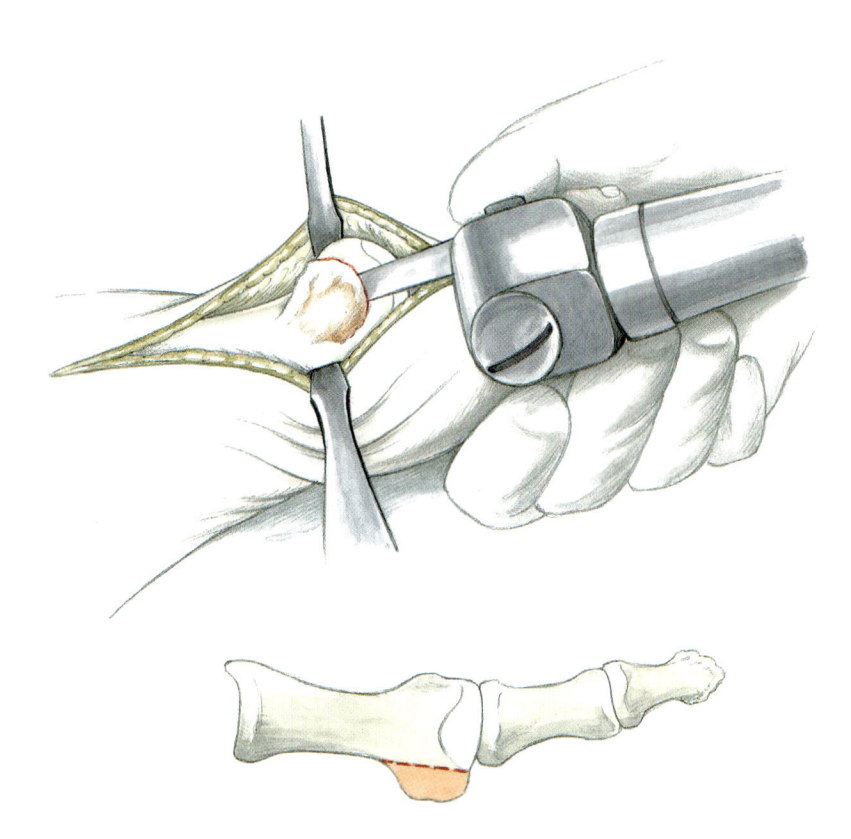

Abb. 3. Entfernen der Pseudoexostose entlang der Diaphyse des Metatarsale mit der kleinen oszillierenden Säge.

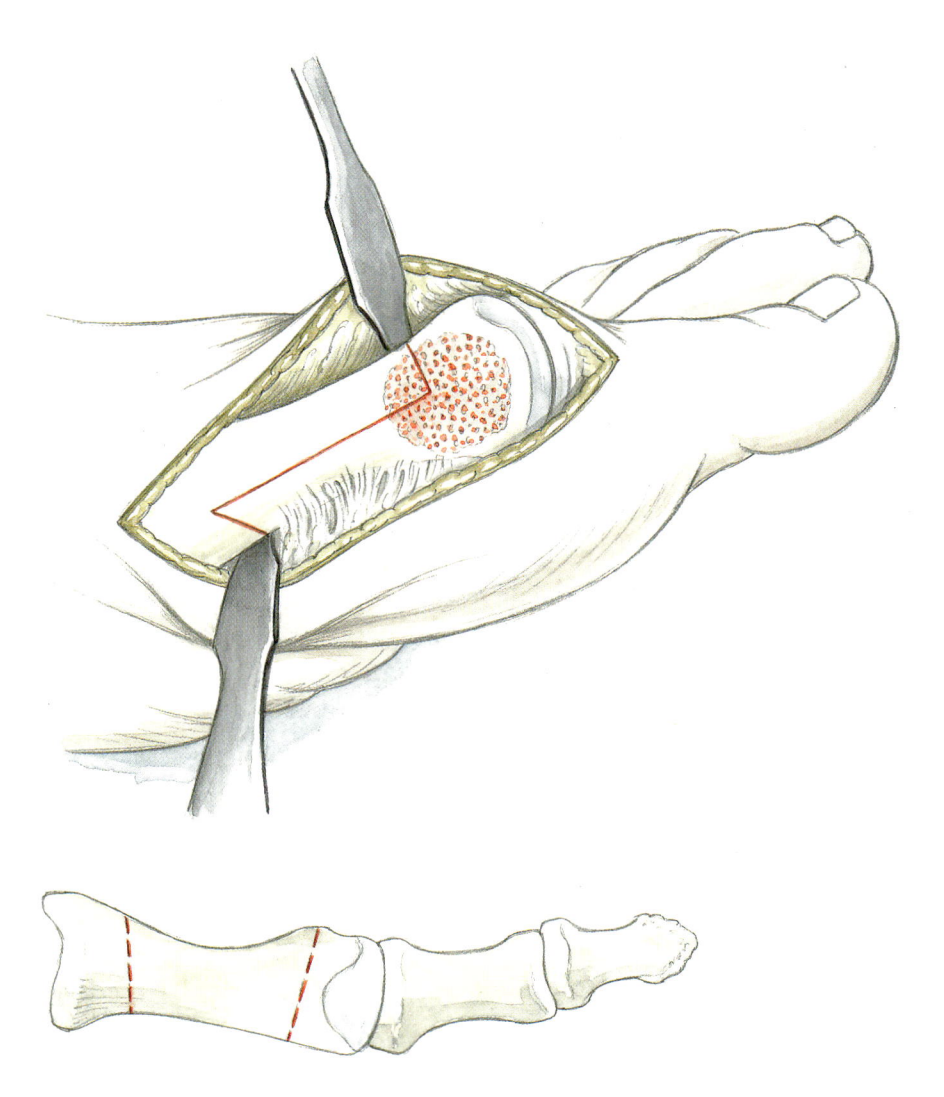

Abb. 4. Durchführen der klassischen Scarf-Osteotomie. Entscheidend für eine einfache Translation nach lateral ist eine öffnende distale Osteotomie, die lateralseitig weiter distal herauskommt. Dieses gelingt nur, wenn man einen Winkel fast 90° zur horizontalen Osteotomie wählt. Der Vorteil ist deutlich erleichterte Verschiebung nach lateral. Sehr lange Osteotomie, damit kein „Eintauchen" bei der Verschiebung erfolgt.

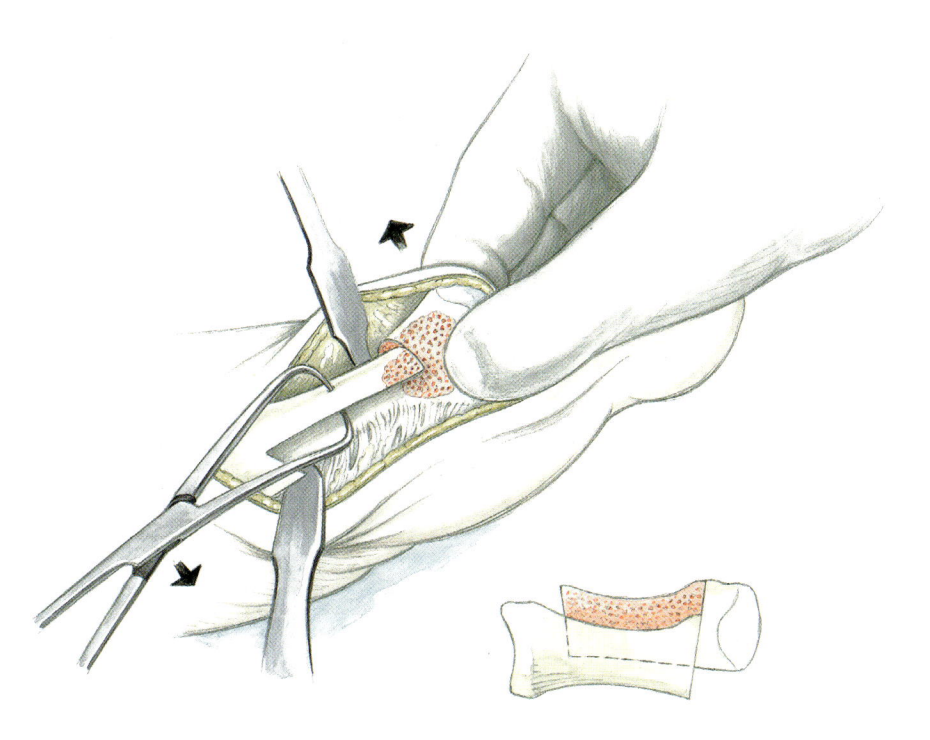

Abb. 5. Translation des Metatarsaleköpfchens. Die dorsale Kortikalis wird mit einer Backhausklemme fixiert und das Köpfchen nach lateral translatiert. Der kleine Homan-Hebel kann manchmal die laterale Translation behindern, so dass man dann einen kleinen Langenbeck-Haken anwenden muss, der nur die Weichteile hält. Bei einem Metatarsus primus varus sollte mehr distal/lateral rotiert werden, so dass der proximale Anteil mehr medial verbleibt, um somit die Varuskomponente besser aufzuheben.

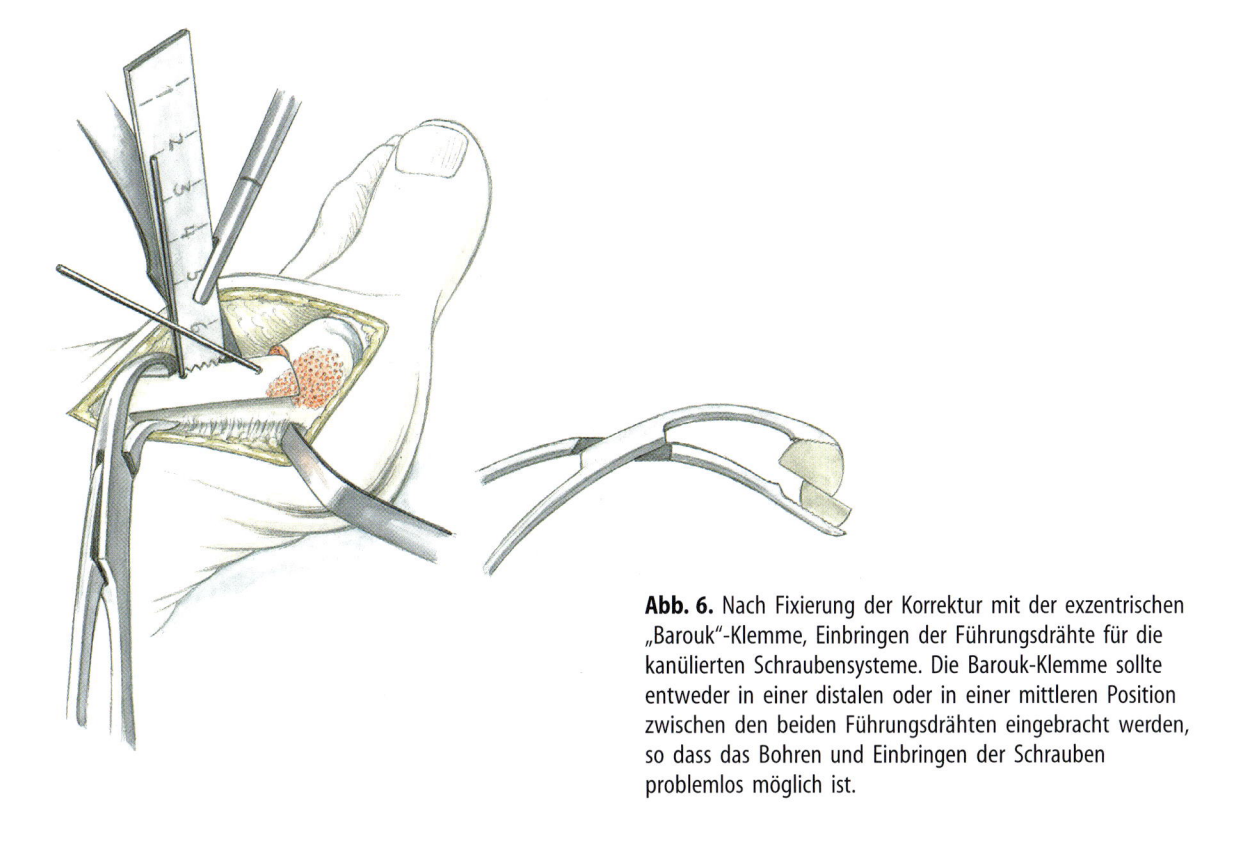

Abb. 6. Nach Fixierung der Korrektur mit der exzentrischen „Barouk"-Klemme, Einbringen der Führungsdrähte für die kanülierten Schraubensysteme. Die Barouk-Klemme sollte entweder in einer distalen oder in einer mittleren Position zwischen den beiden Führungsdrähten eingebracht werden, so dass das Bohren und Einbringen der Schrauben problemlos möglich ist.

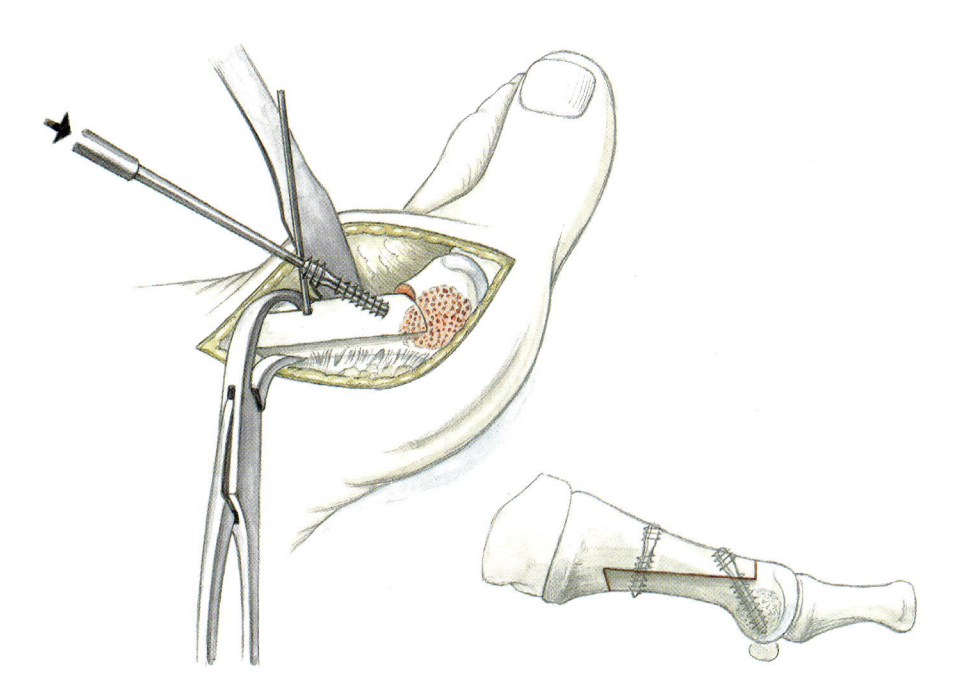

Abb. 7. Das Vorbohren durch die Führungsdrähte ist absolut notwendig. Den Bohrer bis zum Anschlag mit der proximalen Erweiterung durch die dorsale Kortikalis bohren, da sonst die Gefahr einer Längsfraktur beim Eindrehen des proximalen Schraubengewindes besteht. Bei osteoporotischen Knochen ev. 2,7 mm AO-Schrauben mit „Kopf" benutzen. Dieses mindert die Gefahr einer iatrogenen Fraktur.

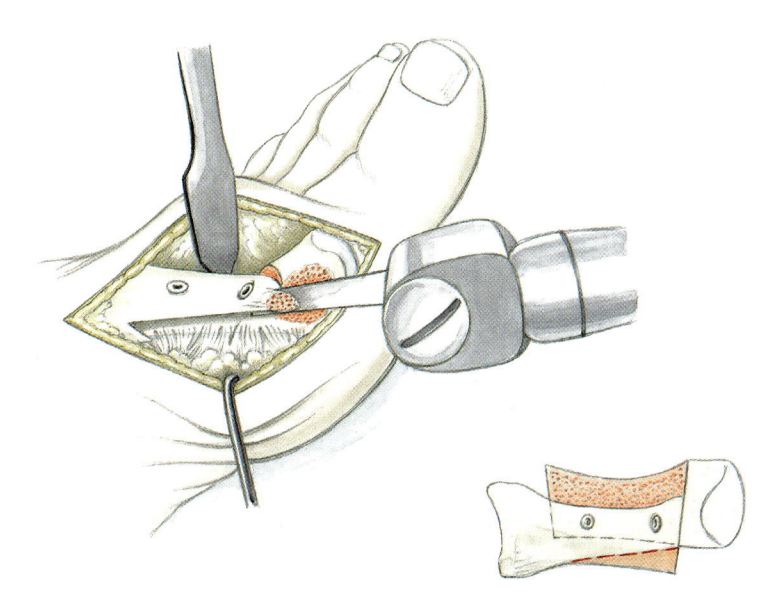

Abb. 8. Resektion des Überstandes nach Fixierung mit Schrauben mit der oszillierenden Säge.

Akins-Osteotomie

Indikation

Die Akins-Osteotomie ist eine zusätzliche Korrektur bei Vorfußosteotomien. Die Indikationen sind nicht eindeutig festgelegt. Zwei Aspekte stehen im Vordergrund:

Zum einen das „Realignment" der langen Flexor- und Extensorsehne in eine zentrale Position. Das zweite ist die Korrektur bei Inkongruenzen im Interphalangealgelenk, die nicht auf eine Fehlstellung des Köpfchens resultiert. Klinisch am einfachsten ist die Regel, dass bei optimaler metatarsaler Osteotomie immer noch eine laterale Deviation vorliegt und man bei einem kongruenten Gelenk eine Akins-Osteotomie durchführen sollte. Die laterale Deviation kann teilweise auch durch Lateraldeviation im Interphalangealgelenk entstehen. Die Akins-Osteotomie, ohne Verkürzung durchgeführt, bei auch einer längeren medialen Corticalis im Vergleich zur lateralen Corticalis, ergibt eine sehr schöne kosmetische verbleibende Korrektur. Bei starker Fehlstellung im Interphalangealgelenk ist natürlich auch an eine distale Akins-Osteotomie zu denken.

Technik

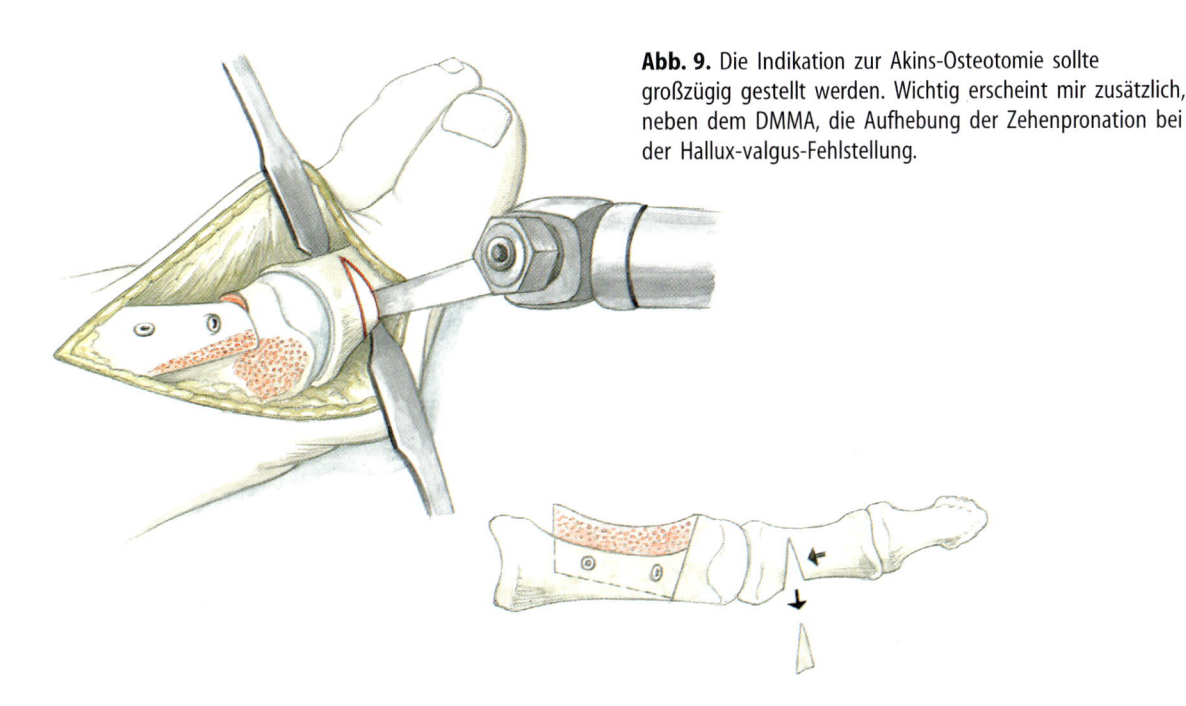

Abb. 9. Die Indikation zur Akins-Osteotomie sollte großzügig gestellt werden. Wichtig erscheint mir zusätzlich, neben dem DMMA, die Aufhebung der Zehenpronation bei der Hallux-valgus-Fehlstellung.

Abb. 10. Klinisch sollte, psychologisch besonders wichtig für d(i)e(n) Patienti(e)n, nach der Operation die Großzehe vollständig gerade sein. Dies gilt als klinischer Anhalt für die Resektion des Wedges bei der Akins-Osteotomie. Nach Präparation und Einsetzen von zwei Homann-Hebeln etwa 2–3 mm großer Keil mit Basis medialseitig entfernt. Im Bereich der lateralen Seite wird die Osteotomie bis zum Kortex durchgeführt.

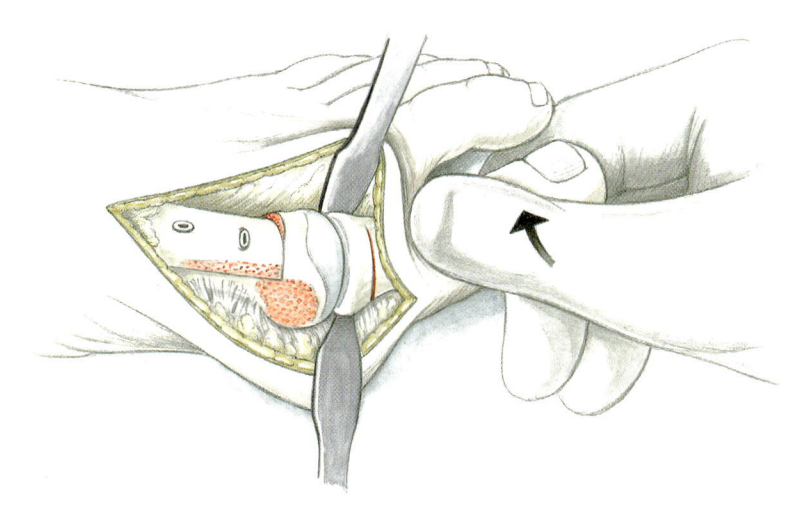

Abb. 11. Korrektur der Rotationsfehlstellung durch Supination und Schließen des Open-wedges, hierbei sollte die laterale Wand stabil bleiben.

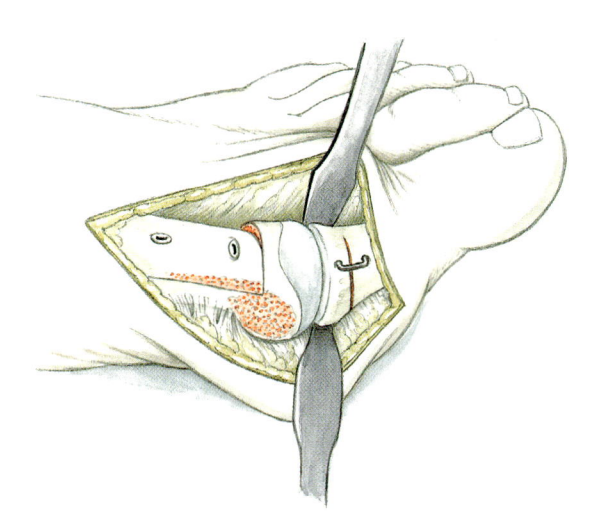

Abb. 12. Bei Stabilität der lateralen Wand kann mit einem kleinen Titanstaple (K-Draht) medialseitig die Osteotomie fixiert werden. Bei einer kompletten Osteotomie muss entweder ein Kirschner-Draht medial, proximal nach lateral distal eingebracht werden oder ein stabilerer Memorystaple angewendet werden.

Modifizierte Ludloff-Osteotomie

Indikation

Die modifizierte Ludloff-Osteotomie hat ihre besondere Bedeutung beim Metatarsus primus varus, wo, im Besonderen eine Rotation von proximal aus, eine optimale Korrektur erbringt. Die Indikation besteht fast immer beim Metatarsus primus, wenn die Sesambeine im Vergleich zum Metatarsus nicht erheblich lateralisiert sind. Im Vergleich zur Scarf-Osteotomie weist die Ludloff-Osteotomie bei biomechnischen Testungen eine erheblich höhere Stabilität auf, so dass beim osteopenischen Knochen sie eher eine Anwendung finden sollte, um Frakturen zu vermeiden. Die modifizierte Ludloff-Osteotomie ermöglicht eine Korrektur in der Frontalebene ohne Längenverlust oder Verkürzung oder eine sagittale Translation. Diese kann auch bei größeren intermetatarsalen Winkeln (um 20°) eingesetzt werden.

Technik

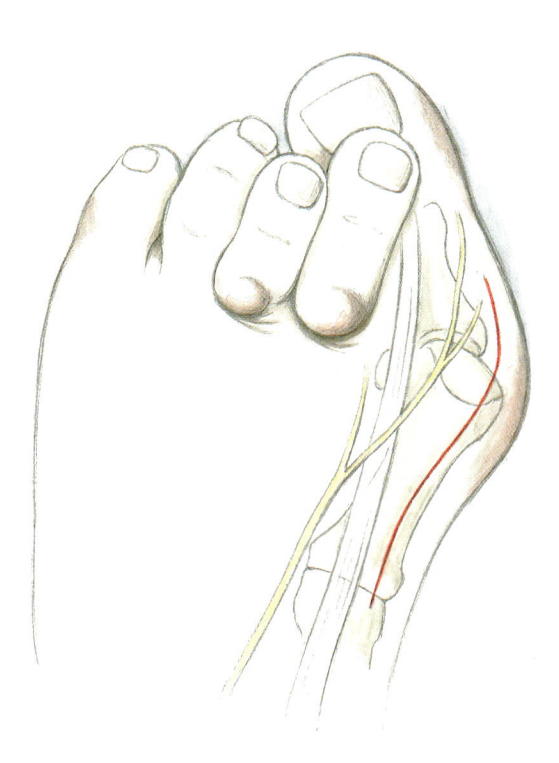

Abb. 13. Anteromedialer Hautschnitt unter Schonung des Nerven bis hin zur Basis des MT I.

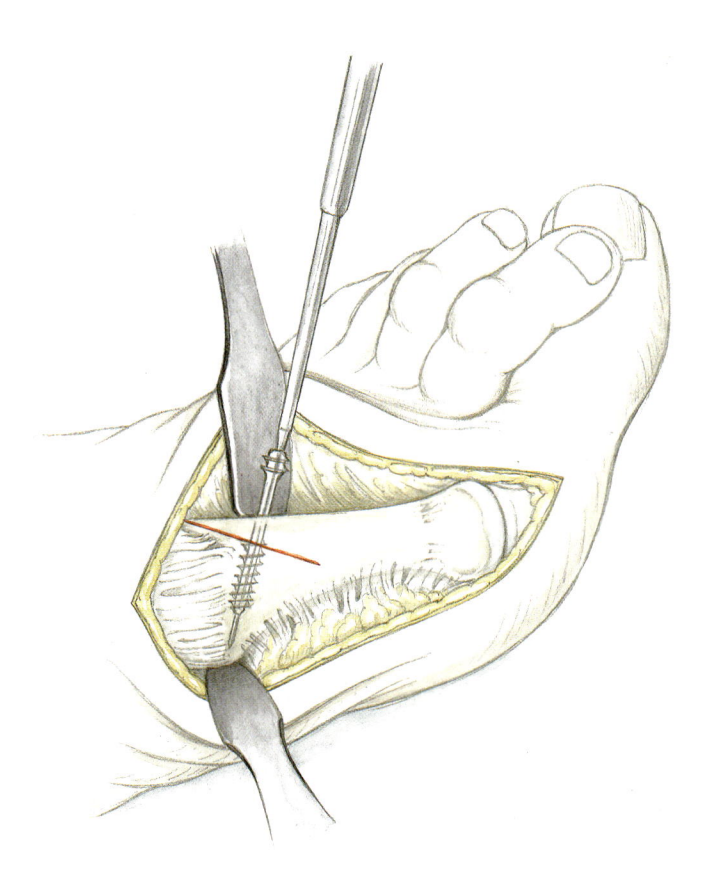

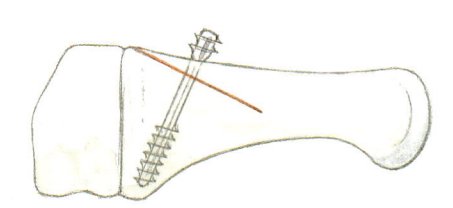

Abb. 14. Es wird nun 2/3 der Ludloff-Osteotomie durchgeführt und im Bereich Meta-/Diaphyse mittig nach Einbringen eines Führungsdrahts eine kanülierte Schraube eingedreht ohne eine komplette Fixierung durchzuführen. Die proximale Schraube sollte eine ausreichende dorsale „Knochenbrücke" haben, damit es beim Eindrehen nicht zu einer dorsalen Infraktion mit Instabilität kommt.

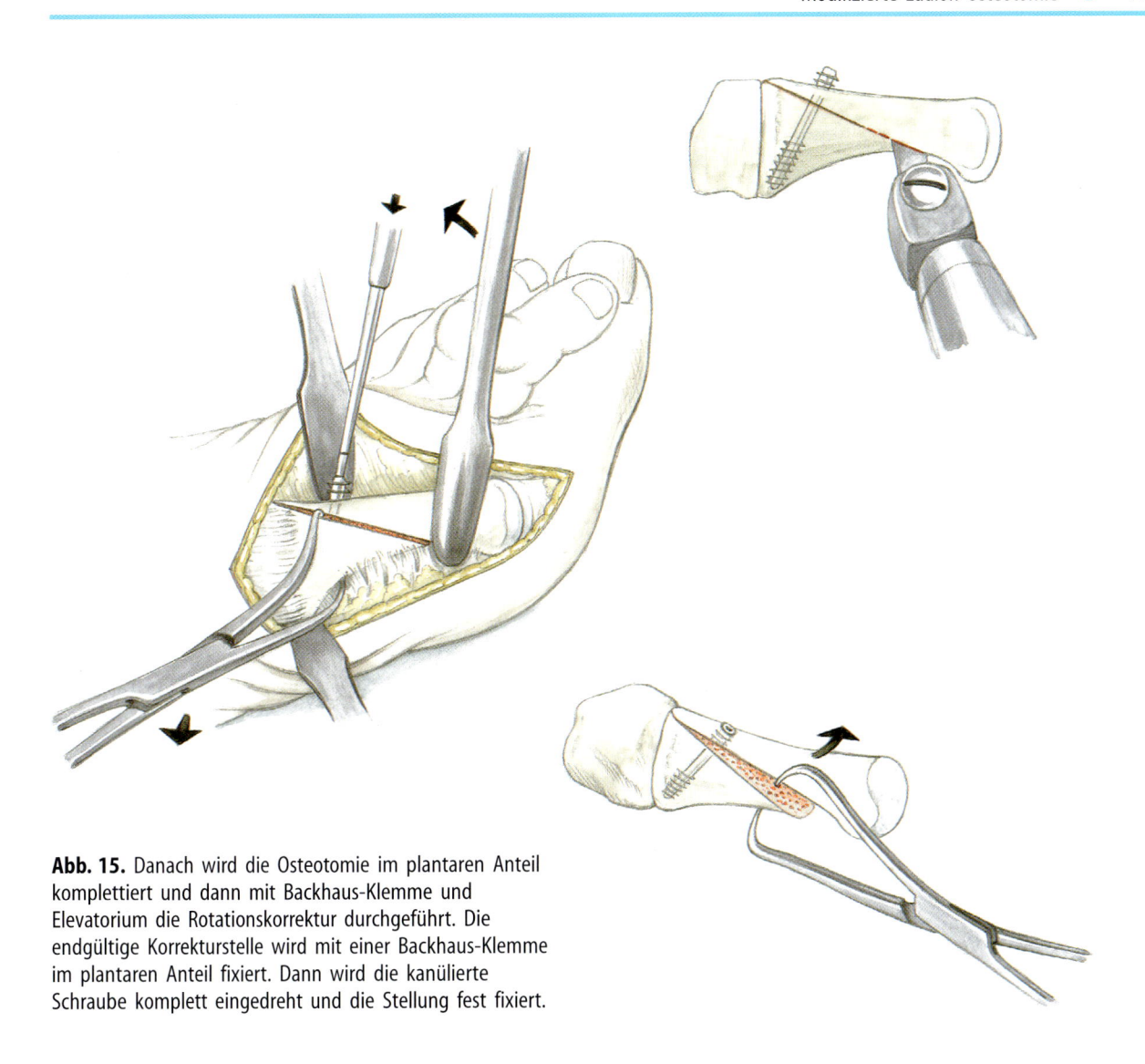

Abb. 15. Danach wird die Osteotomie im plantaren Anteil komplettiert und dann mit Backhaus-Klemme und Elevatorium die Rotationskorrektur durchgeführt. Die endgültige Korrekturstelle wird mit einer Backhaus-Klemme im plantaren Anteil fixiert. Dann wird die kanülierte Schraube komplett eingedreht und die Stellung fest fixiert.

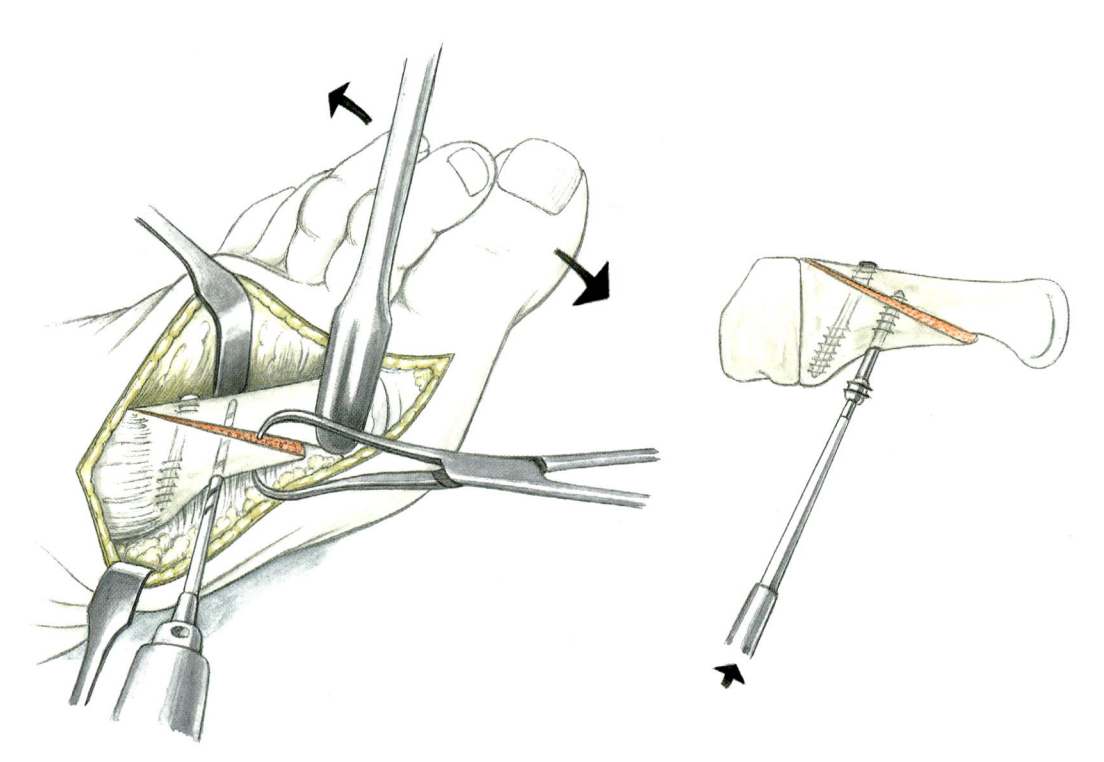

Abb. 16. Nun Vorbohren für die zweite Schraube, die von plantar nach dorsal läuft. Damit endgültige Fixierung der Ludloff-Osteotomie.

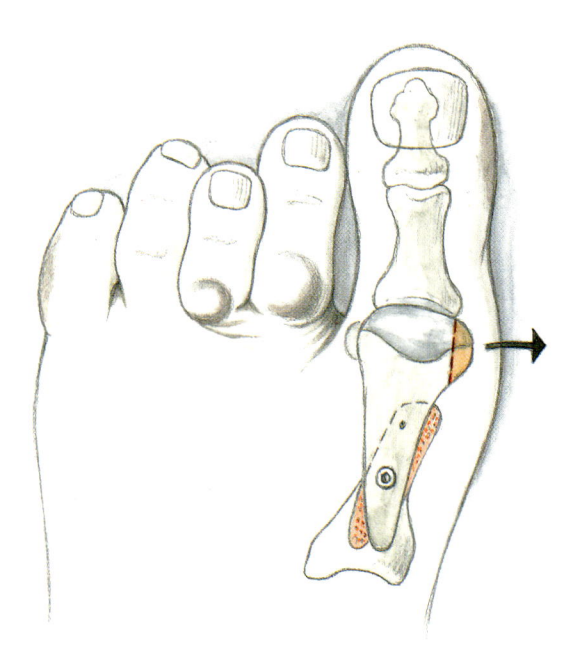

Abb. 17. Am Ende wird die Pseudoexostose entsprechend der diaphysären Ausrichtung reseziert.

Modifizierte Weil-Osteotomie

Indikation

Die modifizierte Weil-Osteotomie hat den Vorteil, dass es zu keiner Plantarisierung kommt, dadurch verbessert sich die Beweglichkeit im MTP-Gelenk (kein Floating-toe). Die Indikation betrifft in erster Linie die klassischen Indikationen für die Weil-Osteotomie, mit fixierter Hammerzehenbildung besonders bei Intrinsic-plus, Vorfußformel.

Kontraindikation

Flexible Hammerzehen, Hammerzehen ohne metatarsalgische Beschwerden. Nur in Ausnahmefällen (sehr langes MTII) sollte eine singuläre Korrektur eines Metatarsalen mit einer Weil-Osteotomie durchgeführt werden (Transferläsion).

Technik

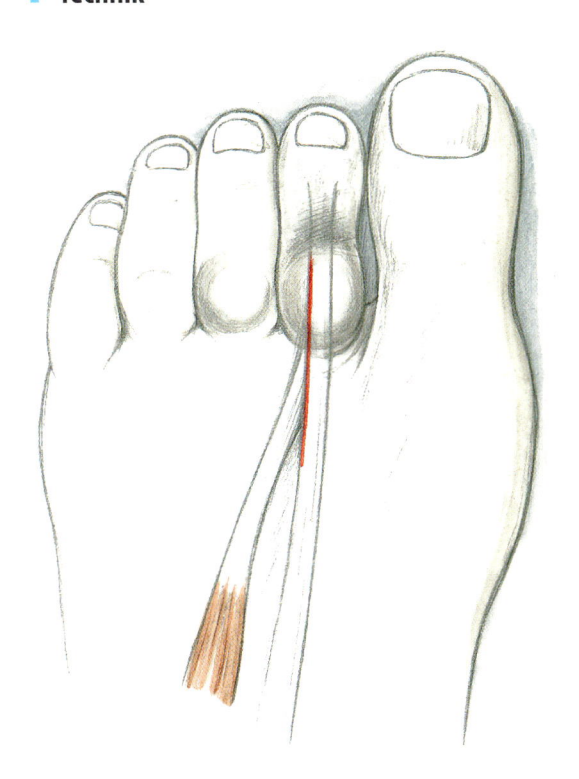

Abb. 18. Öffnen des MTP-Gelenkes mit Spreizen der Sehnen des Extensor halluzis longus und brevis im Bereich der Phalanx, Durchtrennung der Kapsel und der Kollateralbänder.

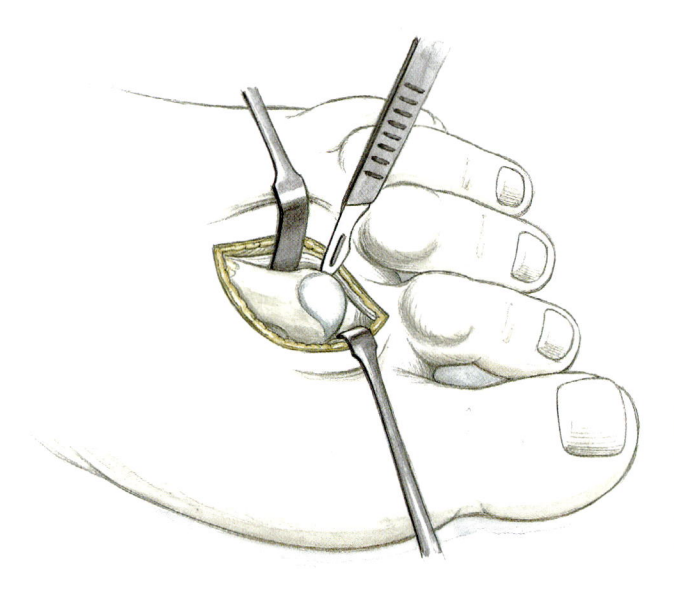

Abb. 19. Nun Dorsalflektieren der Zehe und damit Hervorluxieren des MTP-Köpfchens. Hierbei sollte auf Hohmann-Retraktoren verzichtet werden, da sonst die Spannung der seitlichen Weichteile so stark wird, dass sich die Zehe nicht plantarflektieren und das Köpfchen hervorluxieren lässt.

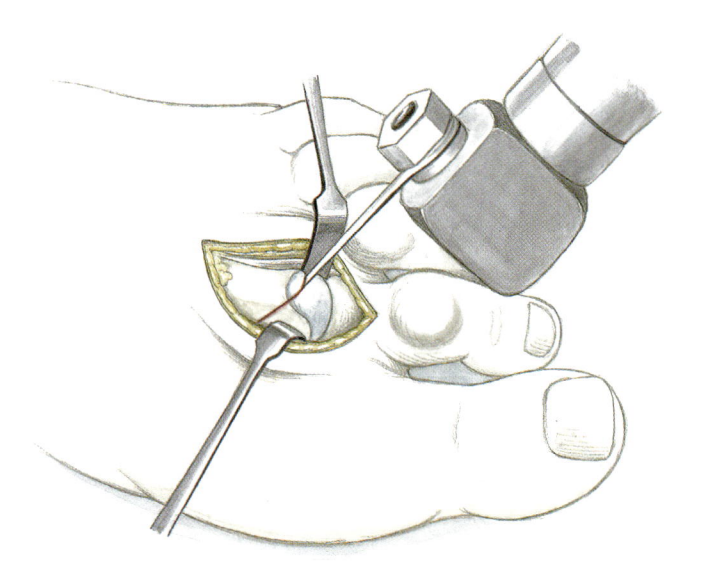

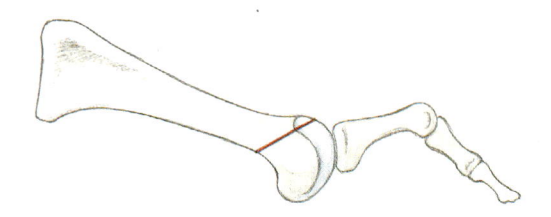

Abb. 20. Schräge Osteotomie mit der oszillierenden Säge. Diese sollte im Übergang der Grundfläche metaphysär erfolgen.

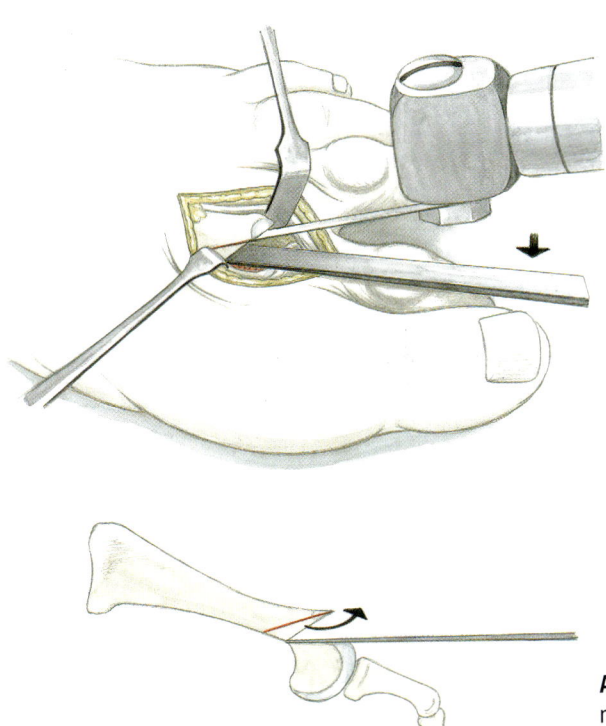

Abb. 21. Mit kleinem Lambotte-Meißel wird das Köpfchen nach plantar gedrückt, um somit eine Übersicht für den zweiten Schnitt zu ermöglichen. Dieser wird in einem Winkel von 10–15° durchgeführt. Entfernung des Resektates mit kleiner gebogener Moskito-Klemme.

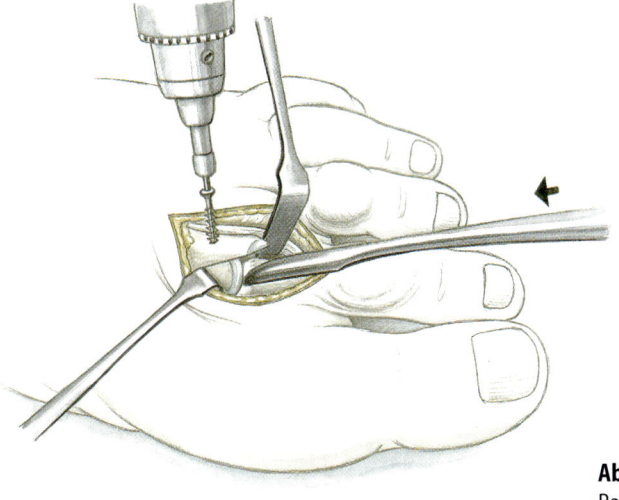

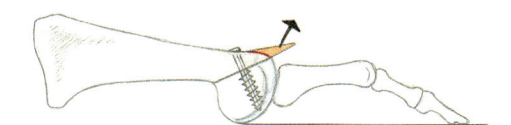

Abb. 22. Nun Reposition des Köpfchens, z. B. mit einem Raspatorium, und Fixieren mit einer selbstabdrehenden Schraube. Bei harter Kortikalis kann mit einem 1,0 K-Draht dorsal vorgebohrt werden. Resektion des Überstandes. Durch die Closed-wedge-Osteotomie mit Teilresektion kommt es zu keiner Plantarisierung und damit zu einer besseren Ausrichtung des gesamten MTP-Gelenkes. Hierdurch lässt sich ein „Floating-toe" vermeiden.

PIP-Arthrodese und Flexor-digitorum-longus-Transfer

Indikation

Fixierte Hammerzehen, besonders D2, welche einem *griechischen* Fuß entsprechen (2. Zehe länger als die Großzehe). Hierbei ist die Gefahr, dass es bei anderen Techniken (z.B. Hohmann-Op), durch das Überragen der zweiten Zehe gegenüber der Großzehe wieder zu einem Rezidiv kommt. Die PIP-Arthrodese muss immer so eingestellt werden, dass durch die Gelenkresektion die zweite Zehe kürzer ist als die Großzehe.

Kontraindikation

Bei flexiblen Hammerzehen reicht ein alleiniger Flexor-digitorum-longus-Transfer aus.

Technik

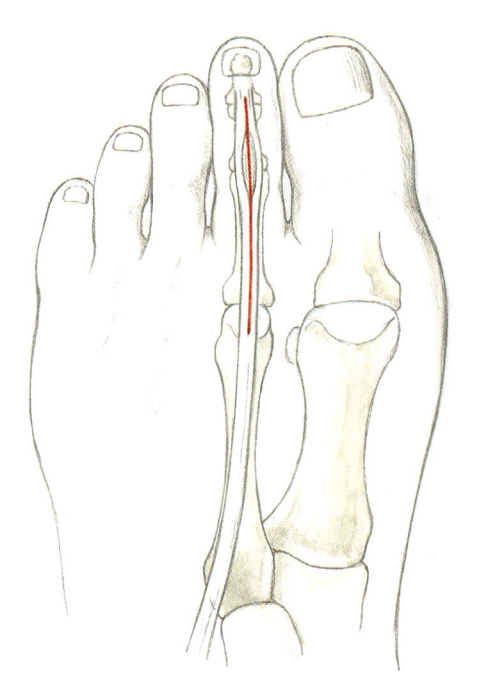

Abb. 23. Dorsaler Hautschnitt über der zweiten Zehe.

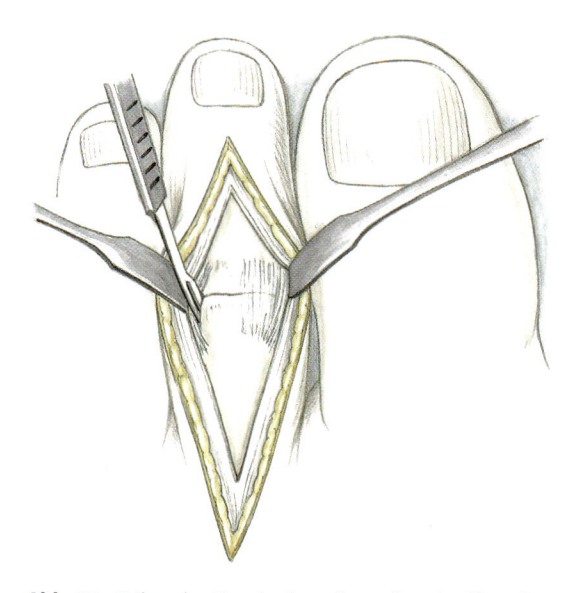

Abb. 24. Teilen der Strecksehne, Darstellen der Kapsel des PIP-Gelenkes. Es wird nun nach distal und proximal die Strecksehne seitlich abgelöst, so dass sich das Gelenk darstellt.

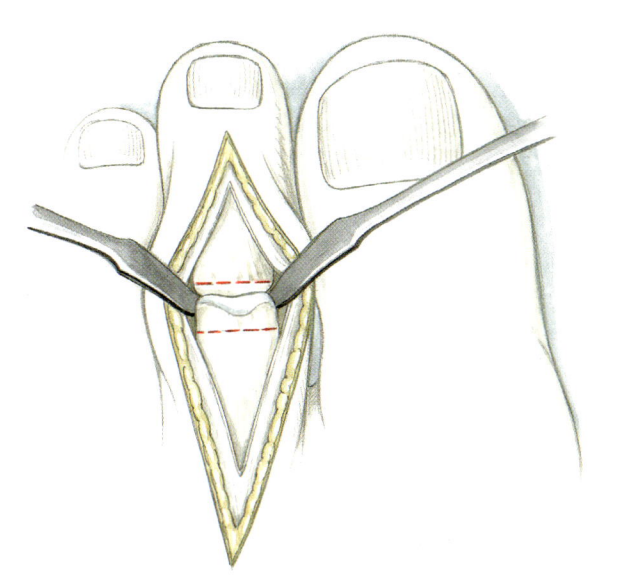

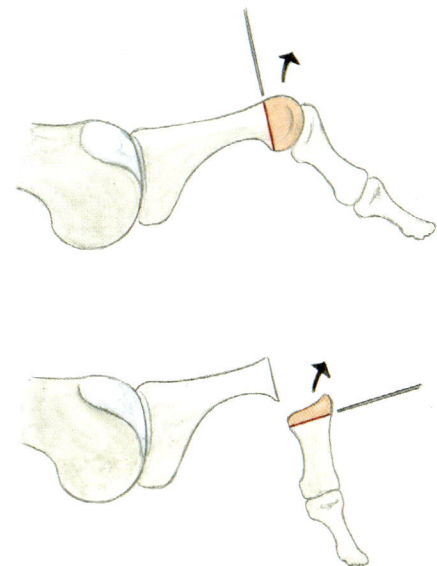

PIP-Arthrodese und Flexor-digitorum-longus-Transfer   109

Abb. 25. Durchtrennung der Kapsel und Kollateralbänder unter Weghalten der beiden Sehnenanteile mit einem kleinen Hohmannhaken. Nun Resektion des PIP-Gelenkes mit einer feinen oszillierenden Säge, um glatte Resektionsflächen zu erhalten. Die Resektion des Köpfchens sollte fast immer die Kondylen beinhalten. Das endgültige Ausmaß der Resektion richtet sich nach der Länge des zweiten Strahls im Vergleich zum ersten Strahl. Nach der Gelenkresektion sollte die zweite Zehe etwa 2 mm kürzer sein als die erste Zehe, um somit ein Rezidiv einer Hammerzehe zu vermeiden.

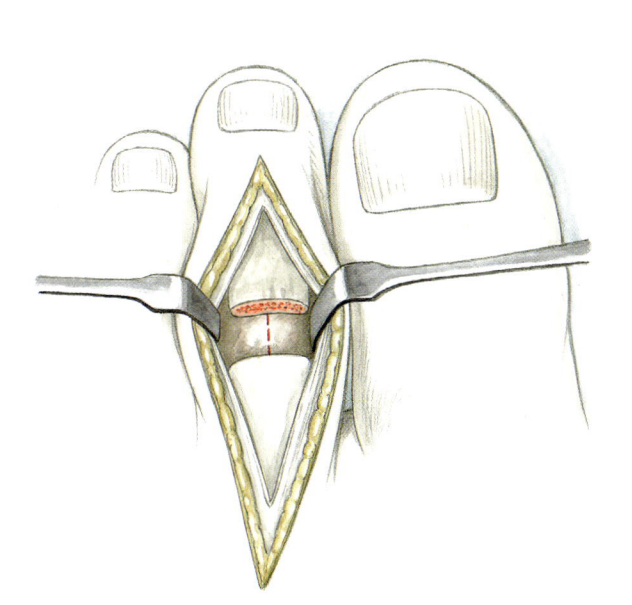

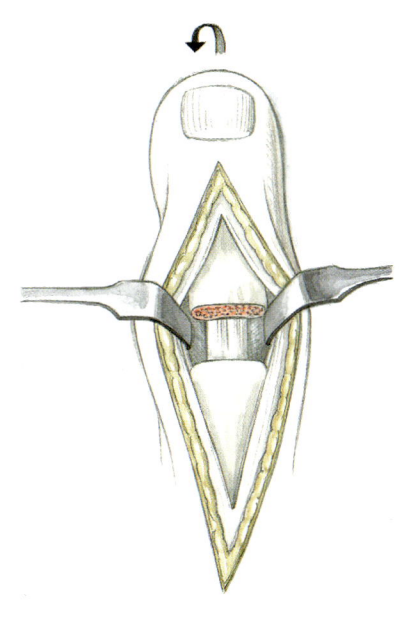

Abb. 26. Darstellen der plantaren „Raphe" und Längsexzision, so dass die Sehne des Flexor-digitorum-longus und -brevis darstellbar wird.

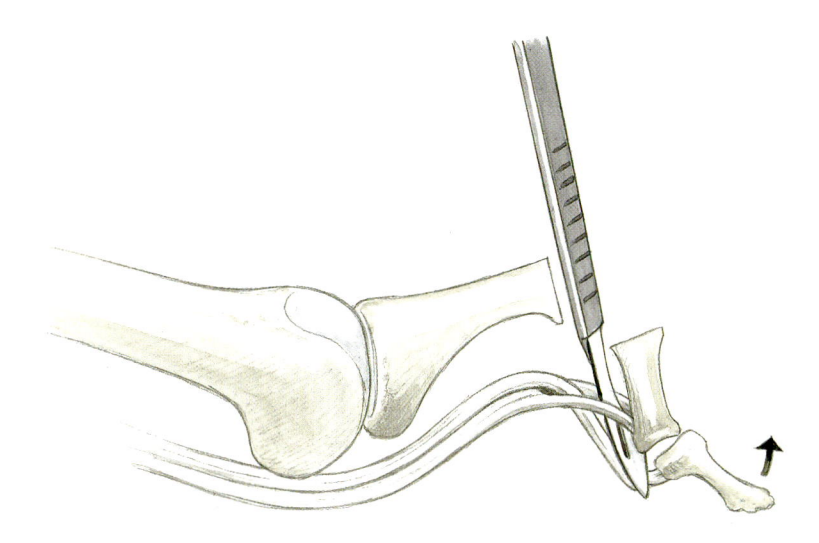

Abb. 27. Es wird nun mit dem Skalpell der Ansatz der Flexor-digitorum-longus-Sehne gelöst. Hierbei wird die Sehne durch Dorsalextension des Endgliedes angespannt, um das Abtrennen zu erleichtern.

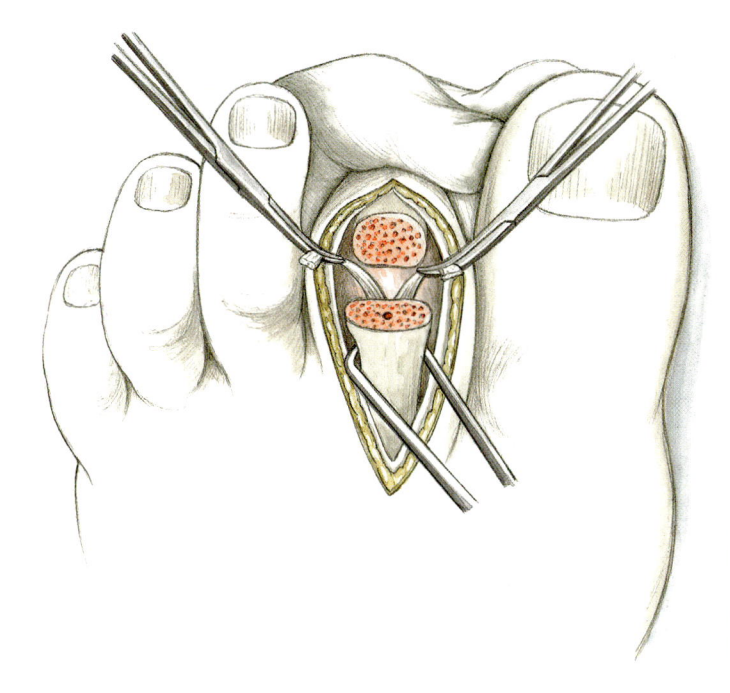

Abb. 28. Danach Durchtrennen der Flexor-digitorum-longus Sehne im Bereich der „Raphe", so dass sich zwei Zügel präparieren lassen. Diese werden mit einer kleinen Moskito-Klemme gefasst.

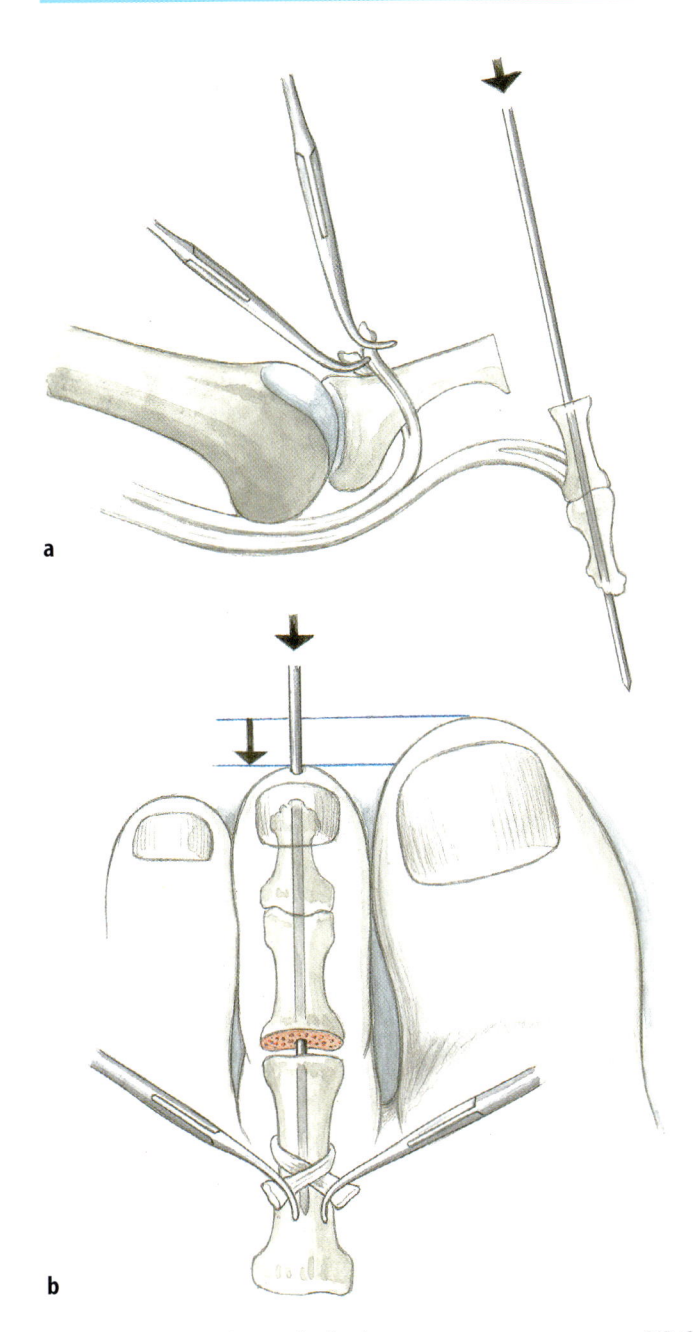

Abb. 29. a Präparation nach distal, ganz streng am Knochen. Markieren des zentralen intramedullären Kanals für das spätere achsengerechte Auffädeln der Grundphalanx. Es wird nun der distale Anteil mit einem 1,4er oder 1,6er Kirschnerdraht (den schräg abgeschnitten Teil des K-Drahts zuerst nach distal bohren!) durch das DIP-Gelenk nach distal ausgetrieben. Der Kirschner-Draht sollte direkt unter dem Nagel mittig im Endglied herauskommen, um somit eine gerade Achse beim Zurückbohren zu erreichen. **b** Dann Umsetzen des Bohrfutters und Zurückbohren im mittig vorbereiteten Kanal in die Grundphalanx.

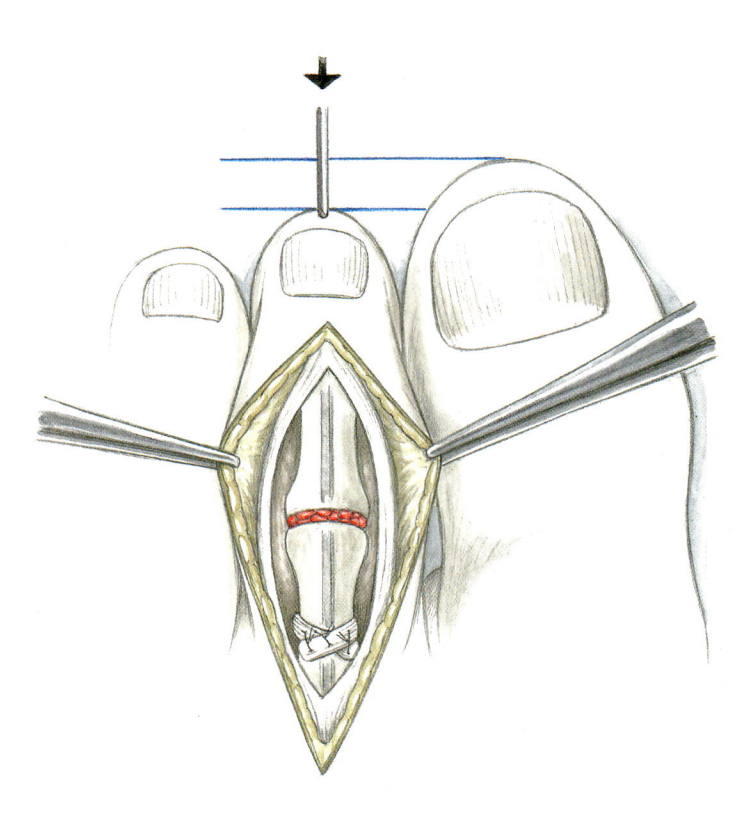

Abb. 30. Reposition der PIP-Arthrodese. Es muss darauf geachtet werden, dass distal kein Rotationsfehler entsteht. Das Mittel- und Endglied wird mit maximaler Kraft auf das resezierte Grundphalanxköpfchen geschoben. Zur Verbesserung der knöchernen Durchbauung werden ganz kleine Spongiosaspäne aus dem resezierten Köpfchen angelegt. Danach Überkreuzen der beiden Sehnenzügel des Flexor digitorum longus basisnahe und Vernähen mit 4×0er PDS. Hierbei wird eine 20°-Plantarflexion im OSG und leichte Plantarflexion im Bereich des Metatarsophalangealgelenkes eingehalten. Danach zur Sicherung der Sehnennaht und vorschieben des Kirschner-Drahtes in das Metatarsaleköpfchen. Der Kirschner-Draht wird nach 4 Wochen entfernt. Bei Verkürzung der Strecksehnen und der dorsalen Kapsel des MTP-Gelenkes wird der Schnitt nach proximal verlängert und eine dorsale Kapsulotomie und Strecksehnenverlängerung vor dem Vorbohren des K-Drahtes durchgeführt.

9 Endoprothetik: Oberes Sprunggelenk

Allgemeine Bemerkungen

In der Endoprothetik des OSG's findet sich eine Vielzahl von Endoprothesen im Angebot, wobei sich aus meiner Sicht 6 Prothesen mittelfristig durchsetzen werden. Zwei-Komponenten-Prothesen werden in Europa eher in der Revisionssituation mit Defekten im Tibiaplafont Bedeutung erlangen. Für eine Primärimplantation ist aus meiner Sicht der Aufwand mit einer Fibulotibialfusion und einer erheblichen Knochenresektion und den damit erschwerten Rückzugsmöglichkeiten zu groß.

Die Dreikomponentenprothesen zeigen zwei verschiedene Typen: zum einen ein Onlay, zum anderen ein Talar-cap-Typ, wobei sich die tibialen und talaren Fixierungen im Ausmaß sich unterscheiden.

Ziel dieses Kapitels ist nicht, trotz Erfahrung mit allen gängigen Prothesen die einzelnen Operationstechniken im Detail aufzulisten und ihren Stärken und Schwächen zu analysieren. Vielmehr sollen Prinzipien und technische Probleme im Sinne von Tipps und Tricks aus eigener Erfahrung, aber auch von erfahrenen OSG-Endoprothetikern dargestellt werden.

Lagerung

Der Patient wird in Rücklage mit einem leichten Polster unter dem Gesäß sowie einer medialen Stütze und einer lateralen Stütze gelagert, so dass das Sprunggelenk und die untere Extremität gerade aufliegen und der Tisch jeweils in Innen- und Außenrotation geschwenkt werden kann, um eine entsprechende Position zu gelangen. Das kontralaterale Bein ist abgesenkt. Bei diesem Eingriff ist aus meiner Sicht eine Blutsperre oder Blutleere angezeigt, besonders für den Anfänger, der noch nicht ausreichende Erfahrung besitzt.

Intraoperatives Management

Zum Zeitpunkt der Implantation der Prothese sollte immer die Blutsperre eröffnet werden, um im posterioren Anteil eine Blutstillung durchzuführen und um gegebenenfalls auch bei verstärkter Blutung, diese genauer zu evaluieren. Es empfiehlt sich ferner eine Tamponade mit Hämostyptikum nach der Blutstillung, um somit die diffuse Blutung aus dem posterioren Anteil zu reduzieren. Entscheidend zur Vermeidung von erheblichen Weichteilproblemen ist eine funktionierende intraartikuläre Redondrainage, da massive Hämatombildungen zu erheblichen Weichteilkomplikationen mit Hautnekrosen führen können.

Eine Bildwandlerkontrolle sollte der nicht so Erfahrene zur Ausrichtung der Achse durchführen. Mit zunehmender Erfahrung ist eine Röntgendurchleuchtung nicht notwendig. Perioperativ sollte eine Antibiotikaprophylaxe durchgeführt werden, ferner interprolekulare Heparininjektionen bei Narkose. Hierbei hat sich aus eigener Erfahrung Arixtra bewährt, welches erst nach 6–8 Stunden post operationem appliziert wird und somit eine postoperative Blutungsneigung reduziert.

Nachbehandlung

Postoperativ wird ein Gips in Rechtwinkelstellung angelegt, um somit eine entsprechende Entspannung der Haut zu ermöglichen. Im weiteren Verlauf Anlegen einer CDS-Orthese (continous dynamic stretching, Quengel-Schiene), um zum einen die Dorsalextension (schmerzbedingt) und auch bei posteriorem Release und Achillessehnenverlängerung so früh wie möglich zu konditionieren. Bewegungsübungen bei Elevation im Bett für 2 Tage, danach bei guten Wundverhältnissen Gangschulung und einer Teilbelastung von 15 kg. Der primäre Schwerpunkt liegt jedoch mehr in der Durchführung von Bewegungsübungen im OSG als in der Gangschulung. Bei deutlicher Schwellung sollte nur in der Dorsalflexion beübt werden und auf eine spannungserhöhende Plantarflexion verzichtet werden. Beide Bewegungsebenen werden zunehmend belastet bei stabilisierten Weichteilverhältnissen und Abschwellen im Bereich des Fußes und des Sprunggelenkes.

Lymphdrainage, Teilbelastung für 6 Wochen, die CDS-Orthese sollte täglich angewendet werden und wenn möglich, jede Nacht getragen werden, da bei entspannter Muskulatur (Schlaf) der Dehnungserfolg am größten ist. Kontinuierliches Nachspannen der Feder und Einstellung der CPS-Orthese, so dass immer ein leichtes Spannungsgefühl besteht. Postoperativ Kryotherapie in der Frühphase. Nach vollständiger Abheilung der Weichteilverhältnisse kann in der 3. und 4. Woche Aquajogging in hohem Wasser durchgeführt werden.

Techniken

Zugang

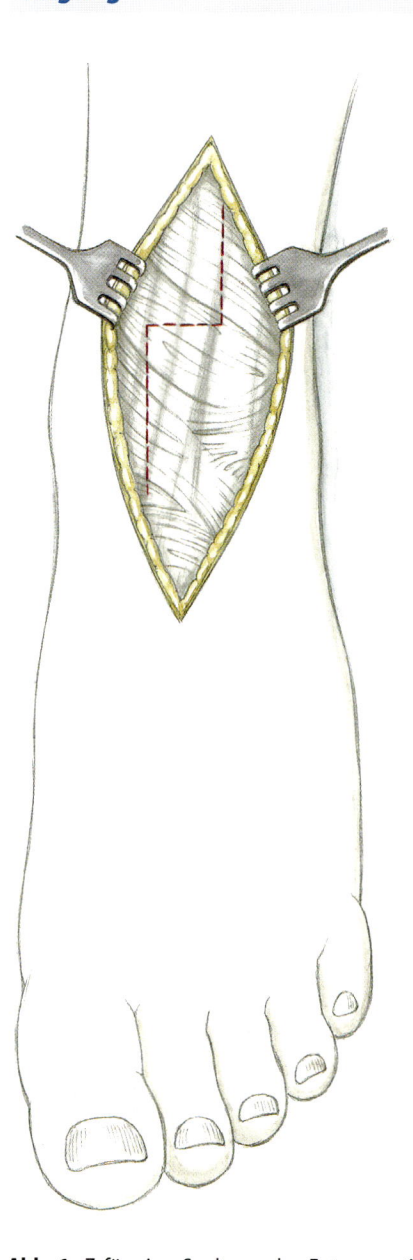

Abb. 1. Z-förmige Spaltung des Extensorretinakulums. Da nach der Operation durch die Schwellung dieses bei einer geraden Durchtrennung teilweise nicht zu verschließen ist. Für eine komplikationslose Wundheilung ist jedoch die Wiederherstellung des Retinakulums unabdingbar, da sonst die Extensorensehnen zu einer mechanischen Irritation mit Hautnekrosen führen.

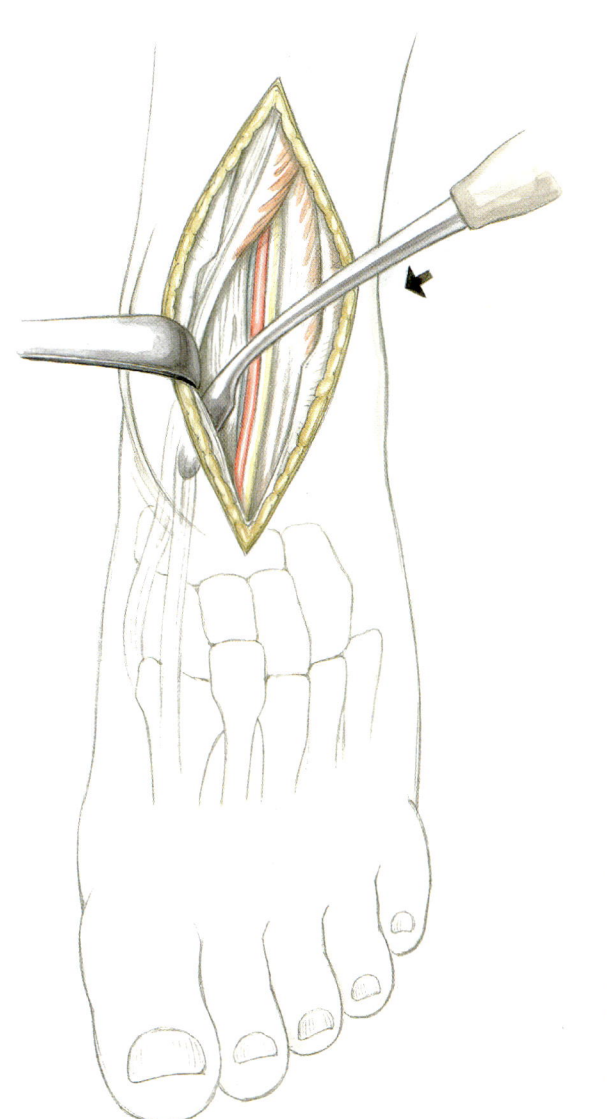

Abb. 2. Ablösen der Weichteile zur Darstellung der Kapsel nach medial und lateral. Es sollte immer die Gelenkkapsel erhalten bleiben und nicht reseziert werden. Durch die Resektionen im posterioren Gelenkbereich kommt es von dort immer zu Blutungen. Durch einen Verschluss der Gelenkkapsel sowie liegender Redondrainage wird eine massive Hämatombildung verhindert, welche sonst zu erheblichen ventralen Weichteilschwellungen mit Spannungsblasen und Hautnekrosen führt.

Osteophytenresektion

Ausgiebige Resektion der Osteophyten im Bereich der Talus- und Tibialippe um dann die Resektionshöhe zu erkennen, welches für alle Teilkomponenten-Prothesen der wichtige erste Schritt ist.

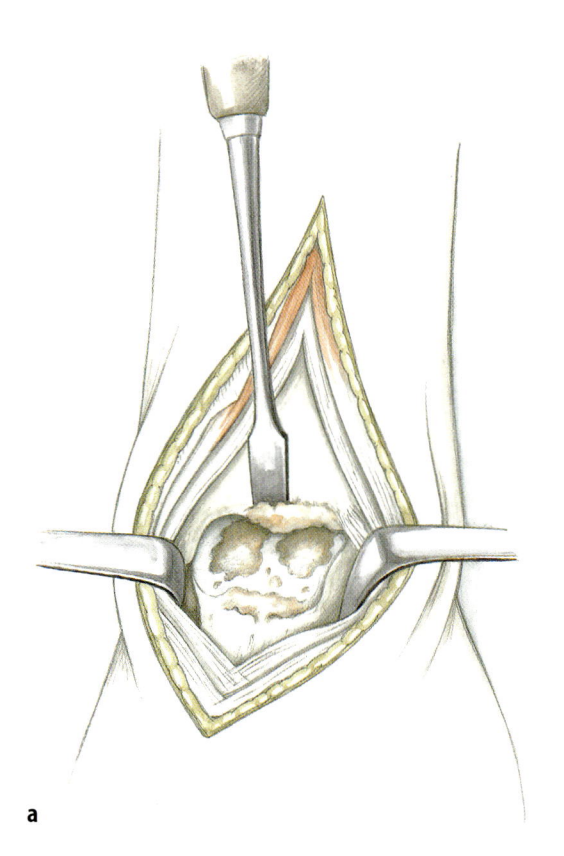

Abb. 3 a, b. Die ausgiebige Resektion von Osteophyten im Bereich des Übergangs der talaren Gelenkfläche zum Talushals ist essentiell wichtig, da bei den meisten Teilkomponenten-Prothesen der talare Schnitt in Rechtwinkelstellung gemacht wird und bei nicht ausreichender Ausräumung dieser Schnitt zu gering ausfällt.

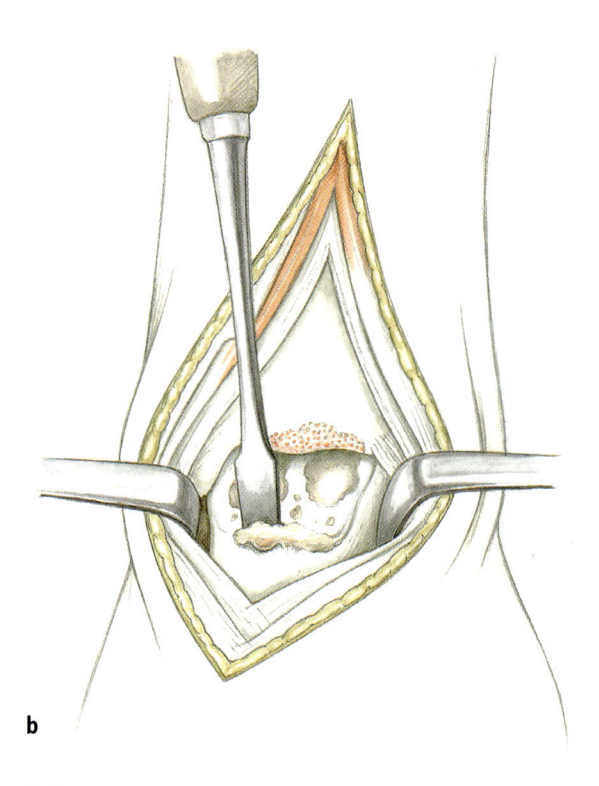

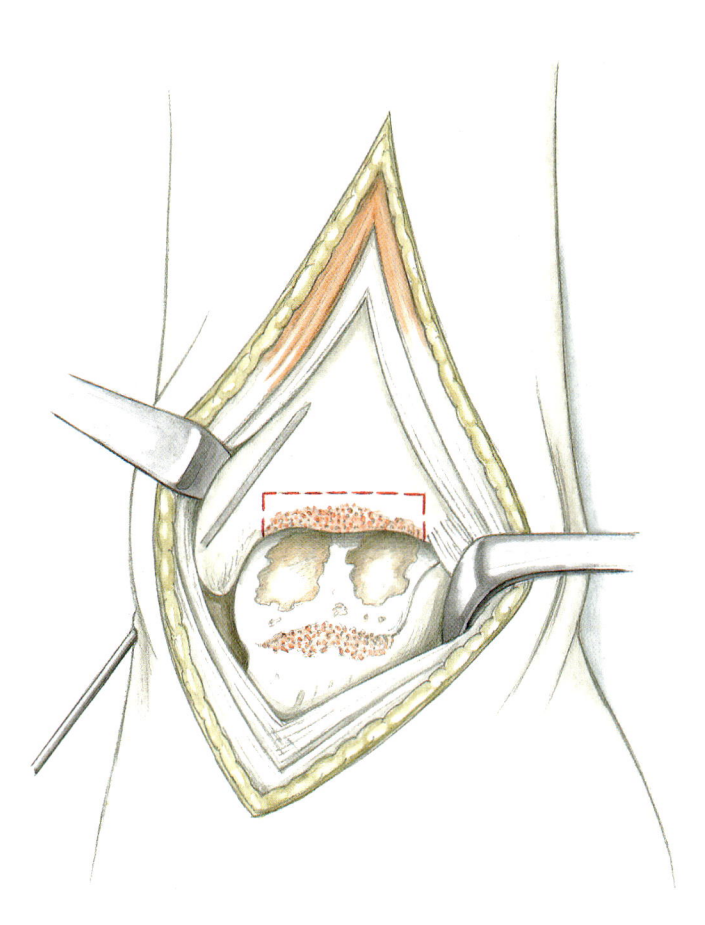

Abb. 4. Zur Sicherung des Malleolus medialis wird, bevor der distale Tibiaschnitt durchgeführt wird, ein 1,8er Kirschnerdraht im Sinne einer temporären Fixierung perkutan eingebracht. Gerade bei der Resektion in den posterioren- medialen Anteilen kann auch bei den gängigen Schneidelehren eine iatrogene Fraktur des Innenknöchels entstehen.

Weichteilbalancing

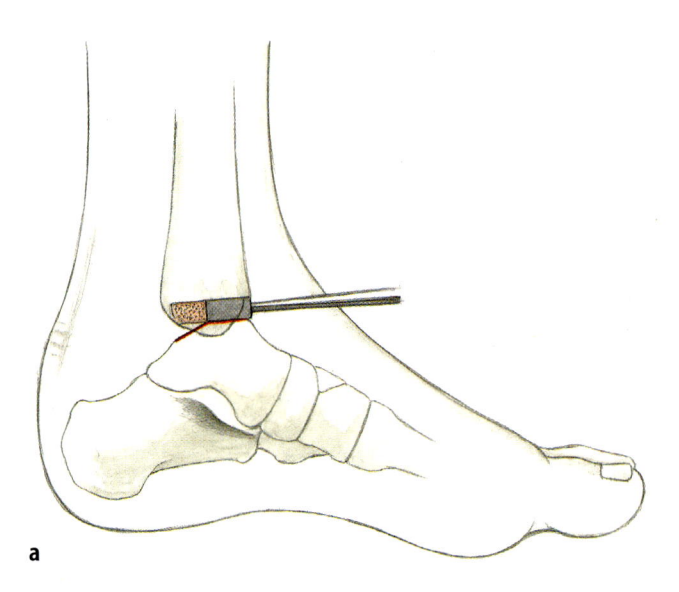

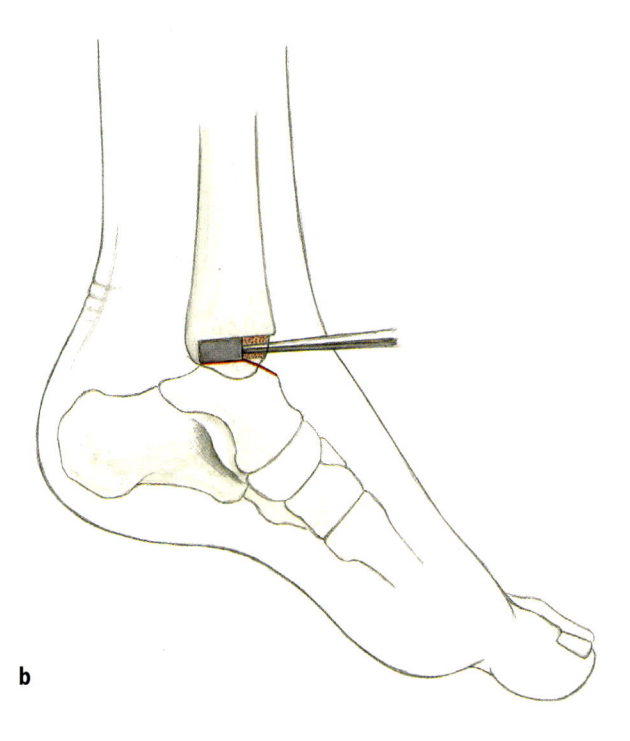

Abb. 5. a Weichteilbalancing des Dorsalextensionsgaps. Der Talus wird bei allen dreikompartimentellen Systemen mit einer Dorsalextensionsresektionsfläche und einer Planatarflexionsresektionsfläche präpariert, so dass die Spannung in der jeweiligen Stellung mit einem Spacer gemessen werden kann. Messung des Dorsalextensionsspaltes mit einem Spacer.
b Messung des Plantarflexionsspaltes mit einem Spacer.

Sollte sich bei den Patienten mit einer Dreikomponenten-Prothese intraoperativ oder als Endergebnis ein geringeres Ausmaß an Beweglichkeit einstellen, sind folgende Überlegungen anzustellen:

Geringe Dorsalflexion:
Wurde eine ausreichende posteriore Arthrolyse mit Kapsulotomie durchgeführt? Muss eine Achillessehnenverlängerung bei vorbestehender Equinusfehlstellung des Fußes erfolgen?

Wurde eine zu geringe Knochenresektion (meistens tibial) durchgeführt und besteht damit zu hohe Spannung im Bereich der Prothese? Ist der Polyäthylengleitkern zu groß und besteht damit ebenfalls zu hohe Spannung im Sprunggelenk?

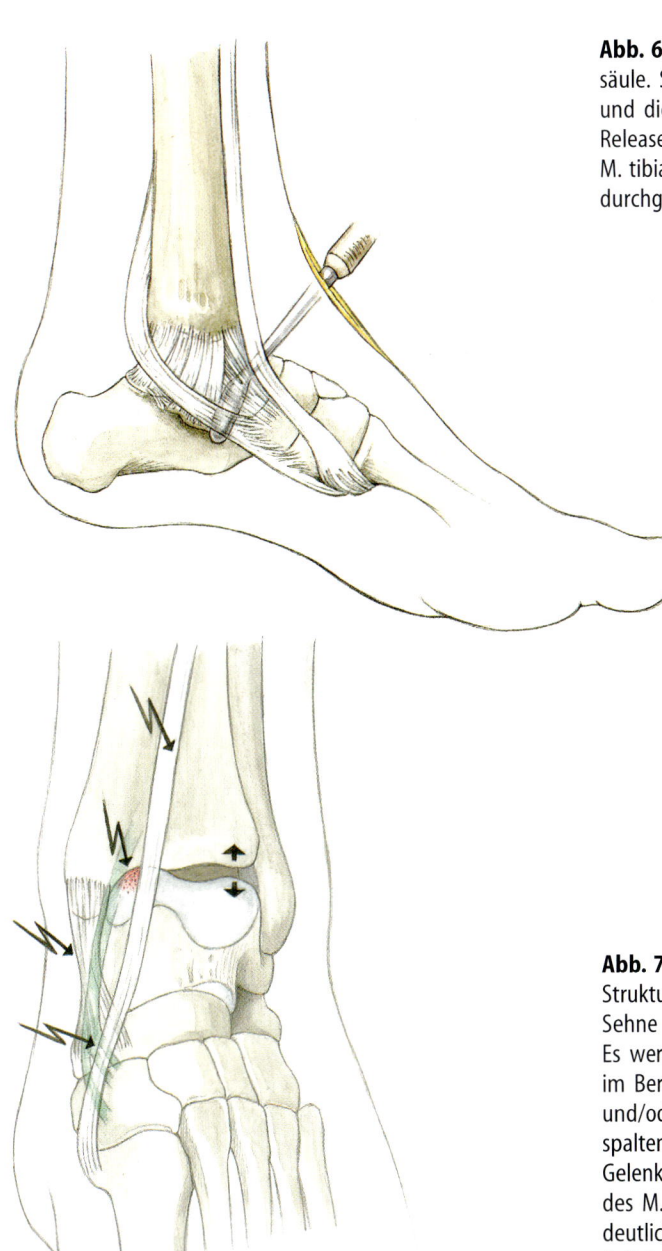

Abb. 6. Rückfußvarus und Kontraktur der medialen Fußsäule. Sichtbar durch die vermehrte laterale Aufklappbarkeit und die Spannung in der medialen Fußsäule. Es wird ein Release im Bereich des Lig. deltoideus der Sehne des M. tibialis anterior und der Sehne des M. tibialis posterior durchgeführt.

Abb. 7. Ablösen und Weichteilrelease der medialen Strukturen: Lig. deltoideum (anterior und posterior Anteil). Sehne des M. tibialis anterior und M. tibialis posterior. Es werden mit dem kleinen Raspatorium oder Hohlmeißel im Bereich des Lig. deltoideum subperiostal die anterioren und/oder die posterioren Schrägbündel abgelöst. Längsspalten und Öffnen der Kapsel des talonavikularen Gelenkes. Subperiostales Ablösen der navikularen Ansätze des M. tibialis anterior und M. tibialis posterior, sodass eine deutliche Spannungsreduktion im Bereich der medialen Fußsäule entsteht. Subperiostales Ablösen der navikularen Ansätze des Lig. Naviculo-calcaneare superior (Spring-Ligament).

Zu geringe Plantarflexion (bei ausreichender Dorsalextension):
Erfolgte eine zu geringe posteriore talare Resektion? Wurde die Prothese zu weit posterior verlagert?

Besteht ein zu starker posteriorer Release der Achillessehne und der Kapsel? Wurde zur Stabilisierung ein größerer Gleitkern eingebracht? (Entstehung einer Dysbalance in der Plantarflexion)?

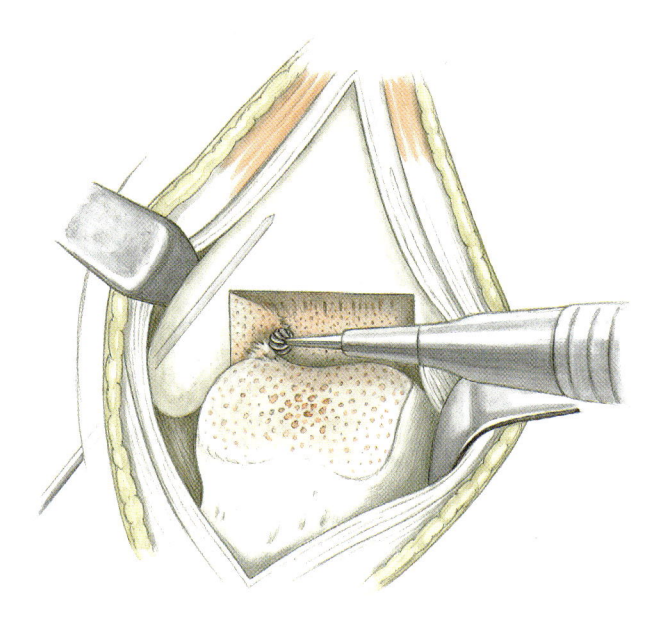

Abb. 8. Bei der horizontalen Osteotomie für den Innenknöchel kommt es aufgrund des Sägevorgangs in der Sagittalebene häufig zu verbleibenden kleineren osteophytären Ausziehungen posteromedial. Hierbei sollte aufgrund des Sprengwirkung nicht mit einem Meißel sondern mit einer kleinen Kugelfräse das Protheselager so korrigiert werden, dass die tibialen und vor allem talaren Komponenten der Probeprothesen spannungsfrei eingebracht werden können. Bei Varus oder Valgusfehlstellung d. Talus müssen sowohl in der distalen Tibia als auch an der medialen/lateralen Talusschulter soviel reseziert werden, bis eine anatomische Reposition gelingt.

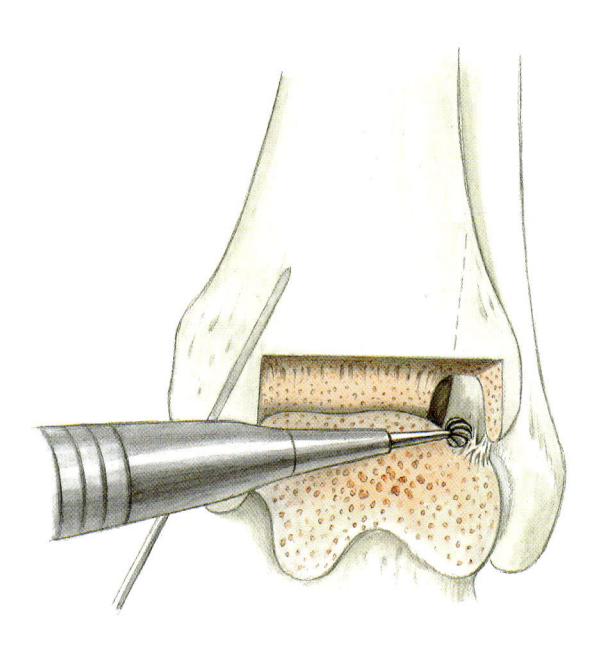

Abb. 9. Osteophytäre Ausziehungen finden sich meistens im posterioren Bereich der Syndesmose, posterior teilweise zur Fibula übergreifend. Da relativ zur Talusschulter die Fibula auswärts gedreht ist, ist ein echtes Abmeiseln von den posterioren Anteilen gefährlich, da es hier zu einer Fibulafrakturierung kommen kann. Ferner müssen auch posteriore Ausziehungen im Talusbereich entfernt werden.

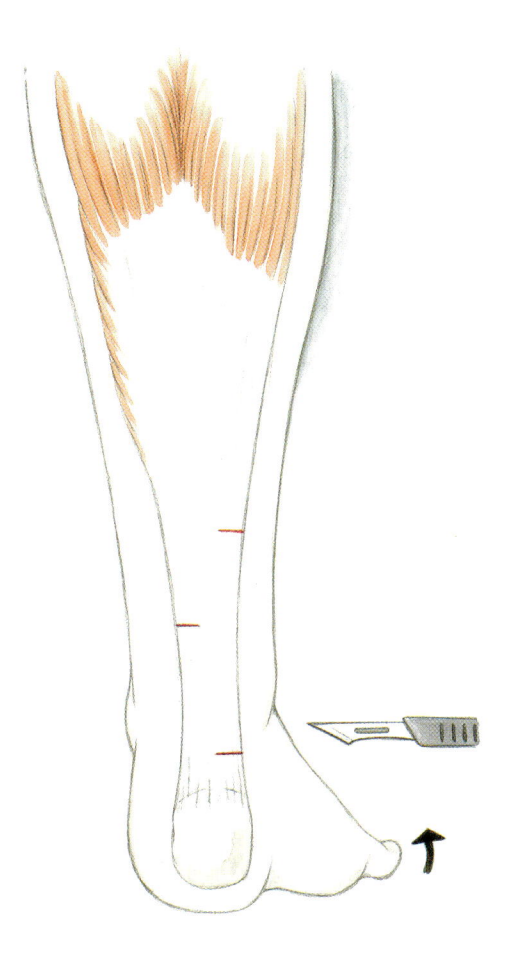

Abb. 10. Perkutane Achillessehnentenotomie medialseitig beginnend etwa 2 cm oberhalb der kalkanearen Inzision. Es wird nach Stichinzision etwa die Hälfte des Sehnenstücks mit einem 11er Skalpell durchtrennt, in einem Abstand von 3–4 cm die zweite im proximalen Abstand mittig, von lateral dann die Gegeninzision auf der lateralen Seite.

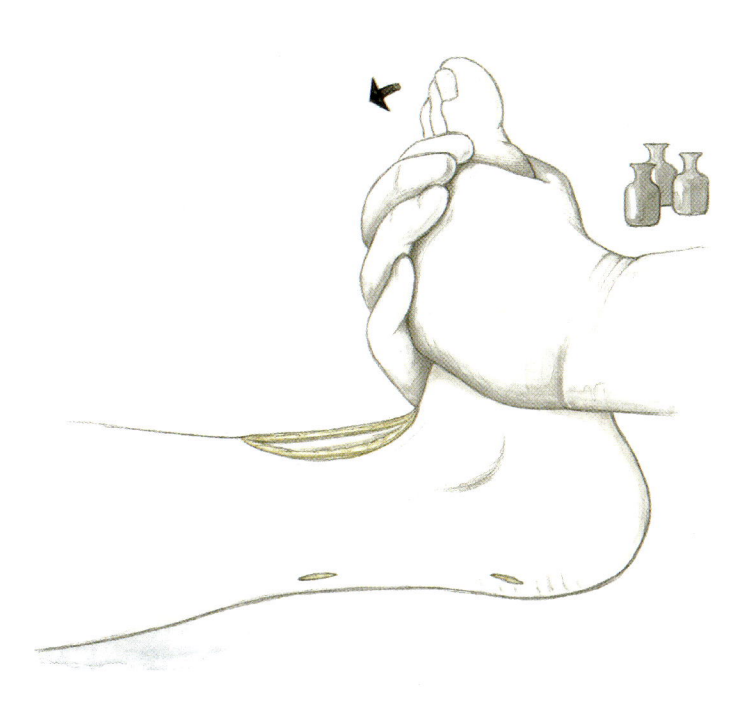

Abb. 11. Mit vorsichtigem Druck teilweise durch Anlehnen des Oberkörpers wird die Achillessehnenverlängerung intratendineal durchgeführt.

Nachbehandlung

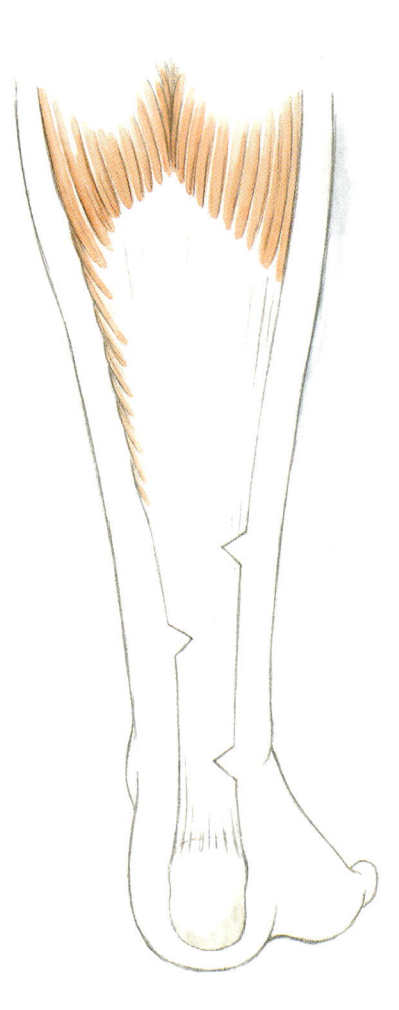

Abb. 12. Intratendineale Verlängerung mit dem v-förmigen Auseinanderweichen im Bereich der Inzisionen. Es sollte intraoperativ immer eine Dorsalextension bei liegenden Probeimplantaten von 10° erreicht werden.

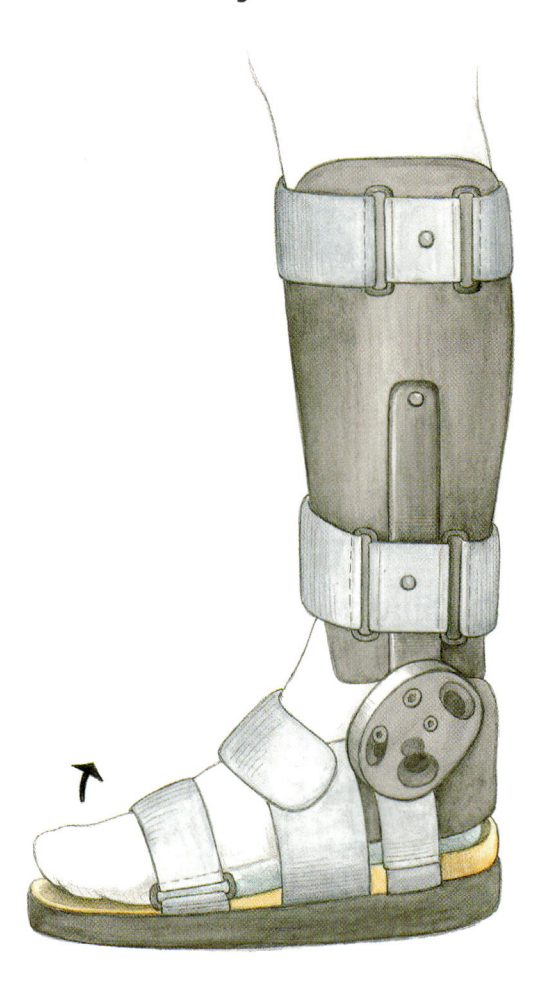

Abb. 13. CDS-Schiene. Diese wird in drei Grundstellungen 0°-, 15°-, 30°-Dorsalextension eingestellt. Zusätzlich eine Federspannkraft in 15 verschiedenen Stufen. In der postoperativen Behandlung sollte immer ein leichter Druck in die Dorsalextension erfolgen, um somit zum einen die ventralen Hautverhältnisse zu entspannen, zum anderen den meist verkürzten Gastroc-Soleus-Achillessehnen-Komplex zu dehnen.

10 Nachbehandlungsschemata

ASK OSG

Postoperativer Zeitpunkt	Belastung	Physiotherapeutische Behandlung	Physikalische Behandlung	
			Massage	Elektrotherapie
1.–4. postoperativer Tag		▪ Teilbelastung von 15 kg ▪ Aktive und passive Mobilisation in Dorsalextension und Plantarflexion ▪ Elevation der Beine		X
Ab dem 4. postoperativen Tag		Aktive Bewegungen in Dorsalextension und Plantarflexion		X
Ab der 4. postoperativen Woche	Bei Schmerzfreiheit progressive Steigerung der Vollbelastung (bei Schmerz und Schwellung 30 kg Teilbelastung für weitere 2 Wochen)	Aktive und passive Bewegungsübungen in Inversion und Eversion		

Lymphdrainage	Eis/Wärme	Bewegungsschiene		Medizinische Trainingstherapie
		aktiv	passiv	
X Bei Schwellungszuständen im Bereich des Fußes 3–5×	CryoCuff mehrere Stunden täglich	bis zur Schmerzgrenze	bis zur Schmerzgrenze	
X Bei Schwellungszuständen im Bereich des Fußes 3–5×				Isometrische Kraftübungen
				▪ Eigenständiges isometrisches Training der gesamten Beinkette ▪ Koordinations- und Propriozeptionstraining ▪ Isokinetisches Training ▪ Medizinische Trainingstherapie

AS Ruptur operativ

Postoperativer Zeitpunkt	Belastung	Physiotherapeutische Behandlung	Physikalische Behandlung	
			Massage	Elektrotherapie
Ab dem 1. postoperativen Tag	Schmerzabhängige Vollbelastung im Spezialschuh (Verminderung des Fersenkeil von 2 auf 1 cm ab dem 3. Tag)	▪ Aktiv assistierte Plantarflexion und vorsichtige ▪ Dorsalextension Propriozeptive neuromuskuläre Fazilitation Manuelle Therapie	X	Muskelstimulation in Bauchlage. Der Fußrücken liegt auf der Bank 3–5× (Ultraschall 1 MHz)
Ab der 3. postoperativen Woche	Vollbelastung im Spezialschuh	▪ Beüben des OSG's in Extension und in Flexion gegen dosierten Widerstand Unterarmgehstützen solange ein normales Gangbild ohne Hinken nicht möglich ist		
Ab der 8. postoperativen Woche	Entfernen der Kunststoffschiene bei ganztägigem Tragen des Spezialschuhs Tragen eines Konfektionsschuhs mit normaler Absatzerhöhung von ca. 1,5 cm bei normalem sonographisch kontrolliertem Heilverlauf	Weiterführen der physiotherapeutischen Behandlung, manuelle Therapie		

Lymphdrainage	Eis/Wärme	Bewegungsschiene		Medizinische Trainingstherapie
		aktiv	passiv	
X Bei Schwellungszuständen im Bereich des Fußes 3–5×	X Tragen des CryoCuffsystems	///	///	■ Training benachbarter Muskelgruppen ■ Training der kontralateralen Muskelgruppen (Crossing-Effekt) ■ Tägliche isometrische Übungen ■ Radergometer nur mit Spezialschuh (Aufsetzen des Fußes in den ersten Wochen im Mittelfußbereich bei einer hohen Sattelposition)
				■ Kraulschwimmen ■ Aquajogging
				■ Koordinations- und Propriozeptionstraining ■ Dosiertes Krafttraining ■ Training in der geschlossenen Kette Ab ca. der 9. Woche: Beginn des sportartspezifische Trainings Ab ca. der 12. Woche: nach sonographischer Kontrolle Lauftraining zuerst auf dem Laufband intensivieren, später erst im Gelände Ab ca. dem 5. Monat: Beginn von Sprungbelastungen/Stop & Go-Sport

Achillessehne konservativ

Postoperativer Zeitpunkt	Belastung	Physiotherapeutische Behandlung	Physikalische Behandlung	
			Massage	Elektrotherapie
Ab dem 1. Tag	Vollbelastung	- Leichte Modifikation des Gangbildes (Fersen drehen) - Handling des Schuhs mit Arzt/Therapeuten besprechen - Ständiges Tragen des Schuhs bis einschließlich der 4. Woche - Ab der vierten Woche Schuh nur zur Behandlung ausziehen - Achtung: bei allen Behandlungstechniken den Fuß in Plantarflexion lagern - Erreichen freier Funktion von Groß- zehengrundgelenk, USG und Fußwurzel - Neuroflektierende Behandlungen im symp. Bereich	X Bein und Rücken 0–3×	X Muskelstimulation in Bauchlage. Der Fußrücken liegt auf der Bank 3–5× (Ultraschall 1 MHz)
Ab der 8. Woche	Schmerzabhängige Vollbelastung	- Mobilisation DE im OSG bei Knieflexion - Keine Dehnung der Wadenmuskulatur bis zum 4.–6. Monat - Freihalten des Achillessehnengleitlagers - Gangschule - Weichteiltechniken		X Muskelstimulation + Ultraschall im Narbenbereich 3–5×
Ab der 12. Woche		- Bei Behandlungsende weiterhin Tragen von Ferseneinlagen von 1 cm für ca. 6 Monate - Kontrolle aller angrenzenden Regionen auf Funktion: Knie, Hüfte, ISG, LWS - Wenn möglich Beseitigung von Störfaktoren, die zur Entstehung einer Reruptur beitragen können		

Nachbehandlungsschemata 129

Lymphdrainage	Eis/Wärme	Bewegungsschiene aktiv	Bewegungsschiene passiv	Medizinische Trainingstherapie
X Bei Schwellungszuständen im Bereich des Fußes 3–5×	X Eis zur Schmerzreduktion 3–5×	///	///	▪ Trainingsschwerpunkt: gesamte Muskulatur der betroffenen Seite (kein Wadentraining) ▪ Fahrradergometer nur mit Fersenkontakt ▪ Ab der 4.–6. Woche Leg-Press-Training mit Fersenkontakt ▪ Koordinations- und Propriozeptionstraining im Variostabil-Schuh
	X Eis/Wärme 3–5×			▪ Laufbandtraining (ohne Steigung) ▪ Intensives Training der betroffenen Extremität ▪ Einsetzen des Aufbautrainings der Wadenmuskulatur bei sonographisch kontrollierter Sehneneinheilung
				▪ Alltags- und sportartspezifisches Training bis zur vollen Sportfähigkeit (Ist in der Regel nach 14 bis 16 Wochen wiederhergestellt) ▪ Propriozeptives Training auf instabilen Unterlagen ▪ Lauftraining zuerst auf dem Laufband intensivieren, später erst im Gelände ▪ Isokinetischer Test der Wadenmuskulatur

OSG Endoprothetik

Postoperativer Zeitpunkt	Belastung	Physiotherapeutische Behandlung	Physikalische Behandlung	
			Massage	Elektrotherapie
Bis einschließlich dem 1. postoperativen Tag	▍ L- und U-Schiene in Neutralposition Braunolindverbände Hochlagern des Beines mit leichter Beugung im Knie, zur Entspannung der Unterschenkelmuskulatur ▍ OSG Endoprothetik Bis einschließlich der 6. Woche 15 kg Teilbelastung ▍ Belassen der Redon-Drainagen			
Bis einschließlich dem 2. postoperativen Tag	▍ Entfernung der Redon-Drainage ▍ Weiterhin gepolsterter Verband ▍ Anlegen der CDS-Schiene und schmerzfreies Beüben			
Bis einschließlich der 1. postoperativen Woche	▍ Progressive Erhöhung der Federkraft der CDS-Schiene in Abhängigkeit von Schmerz und Schwellung (Erreichen der max. Federkraft in Gelenkstellung 0 nach ca. 1 Woche)	▍ Beginn der Gangschule ▍ Passive Übungen nur in Dorsalextension (Plantarflexion kann durch Anspannung zu Hautirritationen führen) ▍ Vorsichtige Mobilisation der Strecksehnen ohne CDS-Schiene		
Ab der 2. postoperativen Woche	▍ Umstellen der CDS-Schiene auf Gelenkwinkelstellung 15° ▍ Bei problemloser Anwendung der CDS-Schiene, Einstellen auf Gelenkwinkelstellung 30° ▍ Tragen der Schiene Tag und Nacht	▍ Förderung der Mobilität, Flexibilität, des Gleitverhaltens und der neuralen Ansteuerung ▍ Vorsichtige manuelle Gelenkdistraktion bei stabilen Weichteilverhältnissen ▍ Passive Dorsalextension und Plantarflexion		

Lymphdrainage	Eis/Wärme	Bewegungsschiene		Medizinische Trainingstherapie
		aktiv	passiv	
X Bei Schwellungszuständen im Bereich des Fußes 3–5×				▪ Beginn eines leichten und kontrollierten Muskelaufbautrainings mit und ohne Geräte ▪ Intensives kontralaterales Gerätetraining

OSG Endoprothetik (Fortsetzung)

Postoperativer Zeitpunkt	Belastung	Physiotherapeutische Behandlung	Physikalische Behandlung	
			Massage	Elektrotherapie
Ab der 4. postoperativen Woche		Fortführung der genannten physiotherapeutischen Behandlungsinhalte		
Ab der 6. postoperativen Woche	Gehen nach Möglichkeit ohne CDS-Schiene	▪ Bewegungsverbesserung und weiterhin Förderung der Mobilität, Flexibilität, des Gleitverhaltens und der neuralen Ansteuerung ▪ Forciertes Beüben der endgradigen Bewegung in Dorsalextension und Plantarflexion mit manuellen Techniken ▪ Weichteiltechniken im Narbenbereich (besonders bei Adhäsionen der Extensorsehnen)		
4.–12. postoperativer Monat		▪ Propriozeptive neuromuskuläre Fazilitation ▪ Manuelle Kräftigung der Hüft-, Rumpf-, Oberschenkel- und Wadenmuskulatur ▪ „Fine Tuning" des Gangbildes ▪ Weiterführung der Mobilisation aller Fuß- und Zehengelenke, deren Hypomobilität das Gangbild beeinträchtigen		

ymphdrainage	Eis/Wärme	Bewegungsschiene		Medizinische Trainingstherapie
		aktiv	passiv	
Bei Schwellungsuständen im Bereich des Fußes –5×				▪ Beginn eines propriozeptiven und koordinativen Trainings ▪ Bei stabilen Weichteilverhältnissen, Durchführung von Aquajogging und Bewegungsübungen im Wasser
				▪ Bei guter Mobilität und stabilten Weichteilverhältnissen Training auf Stepper und Crosstrainer ▪ Progressive Belastungssteigerung in Abhängigkeit von Schmerz und Schwellung ▪ Gedämpftes Schuhwerk mit Pufferabsätzen
				▪ Progressive Belastungssteigerung in Abhängigkeit von Schmerz und Schwellung ▪ Geräteunterstützte Kräftigung der Hüft-, Rumpf-, Oberschenkel- und Wadenmuskulatur ▪ Verbesserung der aeroben Ausdauer und Kraftausdauer ▪ Intensivierung der Koordinationsübungen (instabile Unterlagen, Erhöhung der Dynamik und Belastungsdauer)

Vorfuß: Hallux; Hammerzehen

Postoperativer Zeitpunkt	Belastung	Physiotherapeutische Behandlung	Physikalische Behandlung	
			Massage	Elektrotherapie
1. postoperativer Tag	▪ 0 kg Teilbelastung ▪ Verbandwechsel			
2. postoperativer Tag	▪ 0 kg Teilbelastung ▪ Verbandwechsel ▪ Ziehen der Redon-Drainage	▪ Mobilisation im OSG und USG ▪ Dorsalextension und Plantarflexion im MTP unter Fixation der Osteotomie ▪ Freie Beweglichkeit der anderen Zehen		
Ab dem 3. Tag bis zur 4. postoperativen Woche	▪ Anpassen des Vorfußentlastungsschuhs ▪ Ständiges Tragen des Schuhs bei voller Belastung	▪ Mobilisation im OSG und USG ▪ Dorsalextension und Plantarflexion im MTP unter Fixation der Osteotomie ▪ Freie Beweglichkeit der anderen Zehen ▪ Gangschulung ▪ Progressive Belastungssteigerung		
Ab der 5. postoperativen Woche	▪ Weiches Schuhwerk mit komfortablem Zehenfreiraum	▪ Mobilisation im OSG und USG ▪ Plantarflexion im MTP(2–5) mit Extension im PIP und DIP nach Hammerzehen-OP ▪ Dorsalextension und Plantarflexion im MTP unter Fixation der Osteotomie ▪ Freie Beweglichkeit der anderen Zehen ▪ Gangschulung ▪ Progressive Belastungssteigerung		
Ab 8. postoperativer Woche		▪ Forcierte manuelle Therapie im MTP und PIP Gelenk und Narbenmobilisation ▪ Plantarflexion im MTP(2–5) mit Extension im PIP und DIP nach Hammerzehen-OP		

Lymphdrainage	Eis/Wärme	Bewegungsschiene		Medizinische Trainingstherapie
		aktiv	passiv	
X Bei Schwellungszuständen im Bereich des Fußes 3–5×	CryoCuff			
X Bei Schwellungszuständen im Bereich des Fußes 3–5×				▍ Eigenständiges isometrisches Training der gesamten Beinmuskulatur ▍ Training des Oberkörpers und der kontralateralen Extremität
	feuchte Wärme um Narben zu dehnen			▍ Beginn/Intensivierung der medizinischen Trainingstherapie in Abhängigkeit der Weichteilverhältnisse und Wundheilung ▍ Schmerz- und schwellungsabhängiges sportartspezifisches Training
				▍ Beginn/Intensivierung der medizinischen Trainingstherapie in Abhängigkeit der Weichteilverhältnisse und Wundheilung ▍ Schmerz- und schwellungsabhängige Sportaufnahme

Sachverzeichnis

A

Abductor hallucis 23
Achillessehne 1
– Verlängerung 28, 70
– – Verkürzungstenotomie 28
Achillessehnenruptur 1, 6
Achillessehnentendinosis 33
Achillessehnentenotomie, perkutane 121
Akins-Osteotomie 99
Arthrofibrose 45
Arthroskopie 37
– oberes Sprunggelenk 37

B

Bunnel-Technik 31
Bursa präachillea 63

C

CC-Funktion 85
CDS-Orthese 70, 114, 122
Chondropic 35, 50, 67
CPM-Maschine 39
Cryo-cuff-Schuh 39, 52

D

Darstellung, endoskopische 3
Dorsalextension 29

E

Einstichstelle, superomediale 39
Endoprothetik 113
– oberes Sprunggelenk 113
Evans-Osteotomie 85

F

Faserknorpel 37
Flexor hallucis brevis 51
Flexor hallucis longus 22, 23, 24, 25, 27
Flexor hallucis Sehne 26, 27
Flexor-digitorum-longus
– Sehne 110
– Transfer 108
Floating-toe 105
Fortecortin-Cortisonschema 52
Fußblock 93

G

Gastroc-slide 70
Gastro-soleus-Achillessehnenkomplex 70
Gastro-soleus-Komplex 12, 16, 25, 30
Gelenkdistraktion 40

H

Haglundexostose 64, 65
Haglundsporn 63
Hallux rigidus 51, 59
Hammerzehe, flexible 108
Hammerzehenbildung 105
Henryscher Knoten 23

I

Instrumentation, superiormediale 41
Intrinsic-plus 105

K

Kalkaneusosteotomie 70, 85
Kapsulolyse 55
Keilektomie 53, 59
– arthroskopische 59
Klöppeltechnik 9
– nach Segesser 6
Knochennekrose 37
Knorpel, hyaliner 37
Korrekturosteotomie 81

Krackow
– Naht 19, 25, 27, 32, 36
– Technik 17, 18, 27

L

Ludloff-Osteotomie 93, 101, 102

M

M. peronaeus terzius 38
M. soleus 6, 7
Metatarsophalangealgelenk 51
Metatarsus primus varus 101
Mikrofrac 35, 62
Mikrofrakturierung 37, 38, 42, 45, 46, 50, 51, 57, 59
Morbus Ahlbeck 37

N

N. peronaeus 45, 46, 63
– superficialis 38
N. plantaris medialis 23
N. suralis 3, 11, 14, 45
Naht, perkutane 2
Neosehne 19

O

Ollier-Zugang 45, 47
Onlay 113
Operation, knorpelstimulierende 37
Orthese 58

P

Palmer-Zugang, modifizierter 71, 77
Pes-cavo-varus 69
Pes-plano-valgus 69, 85
PIP-Arthrodese 108, 112
Plantarflexion 26, 29

Plantarissehne 8, 20, 35
Portal, superomediales 39, 43
Pridie-Bohrung 37
Prozessus-lateralis-tali-Frakturen 49
Pulvertafft-Technik 25, 91

R

Rotations-Wedge-Osteotomie 76, 82
Rückfuß
– Valgusachse 69
– Varusachse 69
Rückfußfehlstellung 69
Rückfußosteotomie 69
– valgisierende 83
– varisierende 83
Ruptur 22
– chronische 10, 15
– frische 2
– veraltete 10

S

Scarf-Osteotomie 93
Sehnenbündel 8
Sehnenspannung 14
Sehnentransfer 85
Small-Joint-Arthroskop 38
Soleusabriss 5, 6
Spezialkürette 38
Sprunggelenk, oberes 37, 113
Stammzellen 37
Substanzdefekt 10, 15, 22
Subtalargelenk 47
superclot 37
Synovektomie 38, 59
Synovialitis 38, 43

T

Talar-cap-Typ 113
Talonavikulargelenk 85
Technik, perkutane 6
Tenotomie 29
Tibialis-anterior
– Sehne 38, 40, 88, 91, 92
– Splint 90, 92
Tibialis-posterior-Sehne 87, 91, 92
– Insuffizienz 85
Tripplearthrodese 85

V

Valguskorrektur 72
Vario-Stabil-Schuh 5, 6, 15, 22, 28
Varuskorrektur 72
Verkürzungstenotomie 28
Verstärkungsplastik 35
– Plantarissehne 35
Vorfußchirurgie 93
Vorfußentlastungsschuh 51, 93

W

Weichteilbalancing 118
Weichteildistraktion 38
Weil-Osteotomie 105
Winkel, intermetatarsaler 94, 101

Z

Zugang
– anterolateraler 38, 43
– anteromedialer 43
– superomedialer 38, 42, 44